Walter Kamann
Die Amalgamfüllung

Walter Kamann

Die Amalgamfüllung

Deutscher Zahnärzte Verlag DÄV GmbH Köln

Deutscher Zahnärzte Verlag

Bibliografische Information Der Deutschen Bibliothek
Die Deutsche Bibliothek verzeichnet diese Publikation in der Deutschen Nationalbibliografie; detaillierte bibliografische Daten sind im Internet über http://dnb.ddb.de abrufbar.

ISBN 3-934280-50-1

Alle in diesem Buch enthaltenen Programme, Darstellungen und Informationen wurden nach bestem Wissen erstellt und mit Sorgfalt getestet. Dennoch sind Fehler nicht ganz auszuschließen. Aus diesem Grund ist das im vorliegenden Buch enthaltene Programmmaterial mit keiner Verpflichtung oder Garantie irgendeiner Art verbunden. Autoren und Verlag übernehmen indessen keine Verantwortung und werden keine daraus folgende Haftung übernehmen, die auf irgendeine Art aus der Benutzung dieses Programmmaterials oder Teilen davon entsteht.

Die Wiedergabe von Gebrauchsnamen, Handelsnamen, Warenbezeichnungen usw. in diesem Werk berechtigt auch ohne besondere Kennzeichnung nicht zu der Annahme, dass solche Namen im Sinne der Warenzeichen- oder Markenschutz-Gesetzgebung als frei zu betrachten wären und daher von jedermann benutzt werden dürfen.

Die im Text genannten Präparate und Bezeichnungen sind zum Teil patent- und urheberrechtlich geschützt. Aus dem Fehlen eines besonderen Hinweises bzw. des Zeichens® darf nicht geschlossen werden, dass kein Schutz besteht.

Dieses Werk ist urheberrechtlich geschützt.
Alle Rechte, auch die der Übersetzung, des Nachdrucks und der Vervielfältigung des Buches oder von Teilen daraus, vorbehalten.
Kein Teil des Werkes darf ohne schriftliche Genehmigung des Verlages in irgendeiner Form (Fotokopie, Mikrofilm oder einem anderen Verfahren), auch nicht für Zwecke der Unterrichtsgestaltung, reproduziert oder unter Verwendung elektronischer Systeme verarbeitet, vervielfältig oder verbreitet werden.

©2003 Deutscher Zahnärzte Verlag DÄV GmbH Köln
Internet: http://www.zahnheilkunde.de
Programmleitung: Manfred Schmidl
Satz: Deutscher Ärzte-Verlag GmbH, 50859 Köln
Druck/Binden: Kösel, Kempten
Printed in Germany

Geleitwort

Amalgam ist eines der am besten untersuchten und bewährtesten zahnärztlichen Restaurationsmaterialien, die der Zahnärzteschaft zur Verfügung stehen. Bis in die jüngste Zeit wurde es weltweit als das Mittel der Wahl betrachtet, wenn es um die definitive Versorgung von Seitenzahnkavitäten mit plastischen Restaurationsmaterialien ging.
Auch heute noch gehört die Amalgamfüllung zum sicheren und medizinisch-zweckmäßigen Behandlungsspektrum des Zahnarztes, wenngleich ihre Verbreitung in den letzten Jahren deutlich zurückgegangen ist. Für diese Verschiebung gibt es bekanntlich viele Gründe. Einer liegt in der Weiterentwicklung adhäsiv verankerter, zahnfarbener Restaurationsmaterialien, was zu einer echten Konkurrenz für Amalgamfüllungen geführt hat.
Inzwischen hat sich die Situation so überstürzt verändert, dass in vielen Universitäten das „Legen" von Amalgamfüllungen – wenn überhaupt – nur noch am Rande gelehrt wird. Sucht man hierzulande nach Fortbildungskursen über Amalgamfüllungen, muss man feststellen, dass praktisch kein Angebot mehr besteht. Trotzdem wird in der Zahnarztpraxis Amalgam für bestimmte Indikationen auch künftig verwendet werden. Es gibt nach wie vor ernst zu nehmende Gründe, die belegen, dass „die Amalgamfüllung besser als ihr Ruf ist" – vorausgesetzt sie wird korrekt hergestellt. Wie aber soll dies angesichts der aktuellen Aus- und Fortbildungssituation umgesetzt werden, wenn auch die Literatur zu diesem Thema spärlicher wird?

Der Autor dieses Werks hat diese sich abzeichnende Lücke erkannt. Es ist ein großes Verdienst, dass er gerade in der gegenwärtigen Lage den Mut aufgebracht hat, diese Lücke zu schließen und ein Buch vorlegt, in dem die wichtigsten aktuellen Fakten über den Umgang mit Amalgam zusammengestellt sind. Dabei geht er auch auf Themen ein, die sonst kaum angesprochen werden, z.B. auf die Beurteilung vorhandener Amalgamfüllungen oder die Reparaturmöglichkeiten zur Verlängerung der Lebensdauer bereits vorhandener Restaurationen. Den Leser erwartet ein leicht lesbares Buch, das einen umfassenden Überblick über ein auch künftig relevantes Thema bietet.

Hans Jörg Staehle, Heidelberg

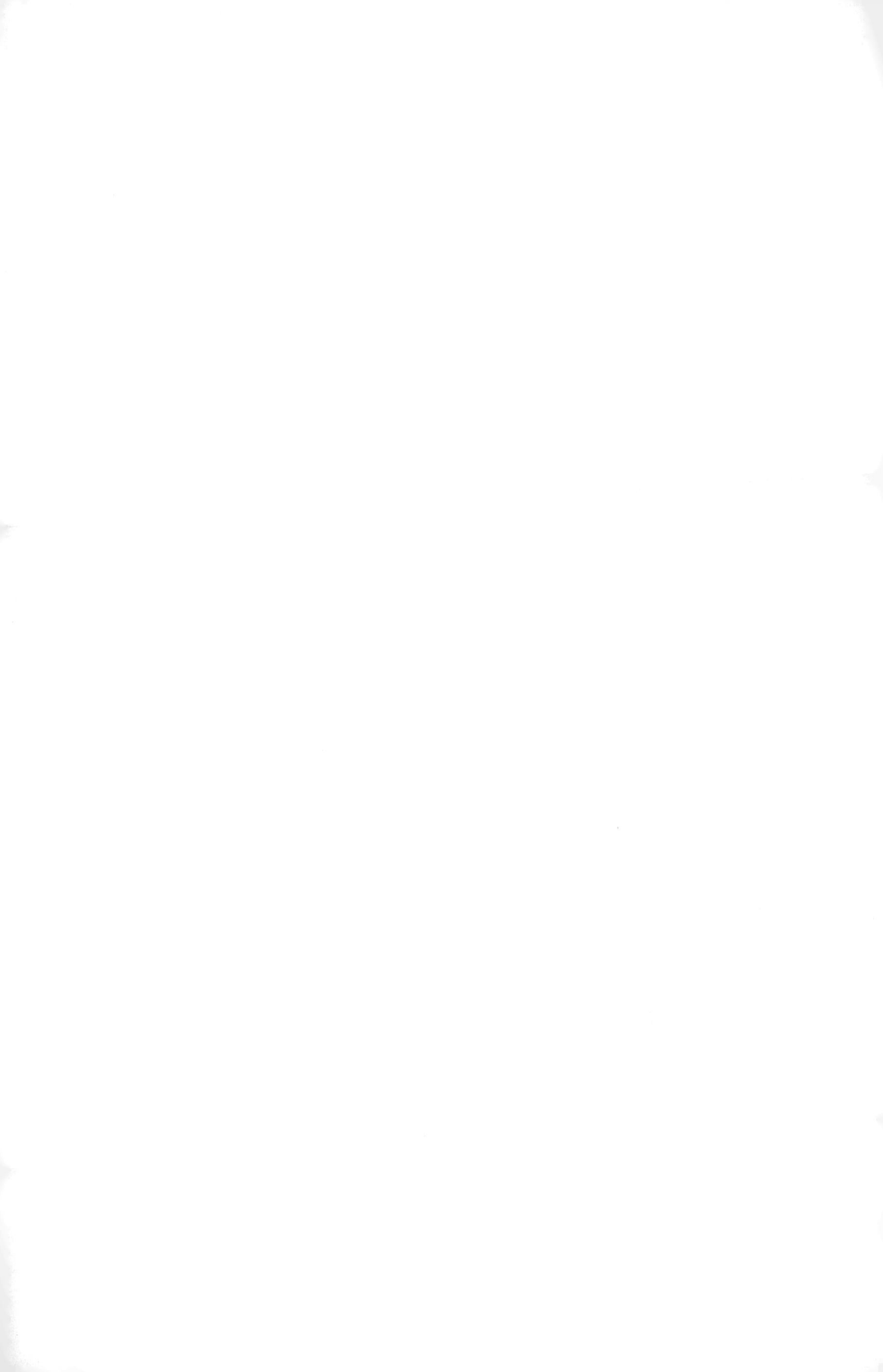

Vorwort

Obgleich der Werkstoff Silberamalgam durch periodisch auftretende, unsachgemäße Darstellungen in den Massenmedien immer wieder in Verruf gebracht wurde, ist er nach wie vor ein Standardmaterial der Seitenzahnversorgung. Das Konsenspapier zwischen dem Bundesministerium für Gesundheit, dem Bundesinstitut für Arzneimittel und Medizinprodukte, der Bundeszahnärztekammer, der Kassenzahnärztlichen Bundesvereinigung, der Deutschen Gesellschaft für Zahn-, Mund- und Kieferkeilkunde und der Deutschen Gesellschaft für Zahnerhaltung vom 1.7.1997 umreißt den Anwendungsbereich dieses Materials und führte zu einer Rechtssicherheit für die Hersteller der Vorlegierungspulver sowie den Anwender Zahnarzt und bietet für den Patienten eine wissenschaftlich abgesicherte Feststellung der Unbedenklichkeit dieses Werkstoffs.

Da wegen der Unzulänglichkeiten der alternativen Füllungsmaterialien Amalgam auch in der nächsten Zeit weiterhin das Material der Wahl bei der Versorgung kleiner und mittelgroßer Kavitäten des Seitenzahngebiets bleiben wird, hat die Kenntnis der Verarbeitung dieses Werkstoffs nichts an Aktualität verloren. Weiterhin ist abzusehen, dass die sich ändernden wirtschaftlichen Rahmenbedingungen der zahnärztlichen Berufsausübung in Zukunft wieder zu einem vermehrten Einsatz von Amalgam in der Füllungstherapie führen werden. Dabei besteht die Gefahr, dass durch eine in Bezug auf die Kavitätengröße zu weite Indikationsstellung, also durch den Einsatz von Amalgam in Kavitäten, die lege artis nur mit gegossenen Restaurationen o.Ä. zu versorgen wären, dieser Werkstoff erneut unberechtigterweise in Verruf geraten könnte.

Die vorliegende Monographie hat zum Ziel, die Grundlagen, das Indikationsspektrum und die Technik der Amalgamfüllungstherapie darzustellen.

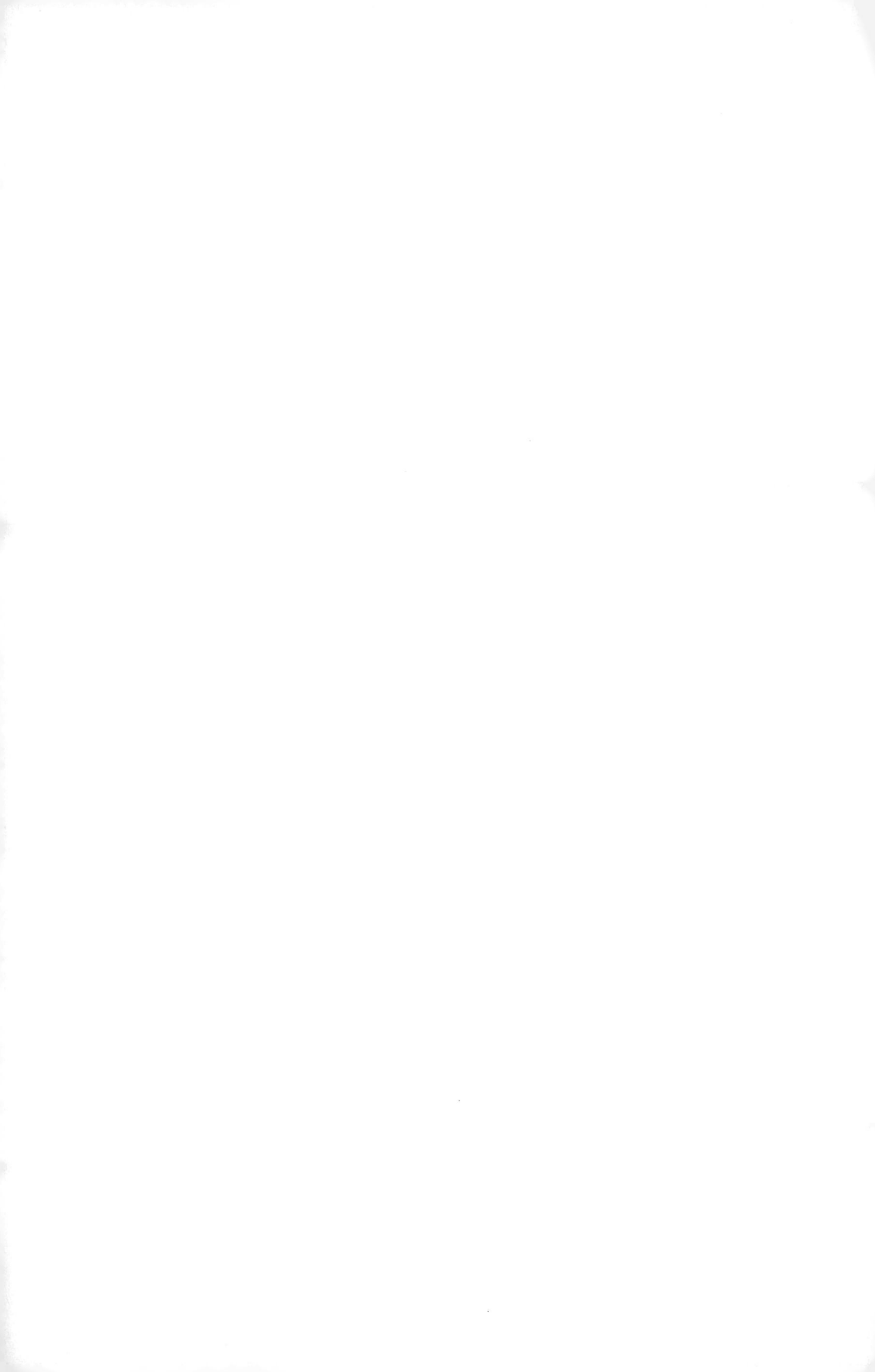

Inhalt

1	Einleitung	1
2	Geschichte	2
3	**Werkstoffkundliche Grundlagen**	6
3.1	Zusammensetzung der Vorlegierung	7
3.1.1	Konventionelle Amalgame	8
3.1.2	Non-γ_2-Amalgame	9
3.1.3	Hochsilberhaltige Amalgame	12
3.1.4	Alloy-Morphologie	13
3.1.5	Amalgame splitterförmiger Vorlegierungspulver	14
3.1.6	Amalgame sphärischer/kugelförmiger Vorlegierungspulver	15
3.1.7	Amalgame gemischter Vorlegierungspulver	15
3.1.8	Amalgame sphäroidaler/kugelartiger Vorlegierungspulver	16
3.2	Verarbeitungseigenschaften	16
4	**Darreichungsform**	25
4.1	Trituration	25
4.2	Applikation	26
4.3	Kondensation	35
5	**Ausarbeitung**	37
5.1	Schnitzen (Carving) und Brünieren (Burnishing)	37
5.2	Okklusionskontrolle	37
5.3	Politur	38
6	**Zeitaufwand**	39
7	**Kavitätenpräparation**	40
8	**Retentionsmechanismen der Amalgamfüllung**	43
9	**Unterfüllung**	46
10	**Matrizentechnik**	48
11	**Indikation und Kontraindikation**	49
12	**Die Verwendung von Amalgam bei Schwangeren und Kleinkindern**	54

13	Klinisches Verhalten von Amalgamrestaurationen	55
13.1	„Self-sealing"	55
13.2	Korrosionsverhalten	56
13.3	„Creep"	57
13.4	Dimensionsverhalten	57
14	Mechanische Eigenschaften	59
15	Postoperative Beschwerden	60
16	Nachsorge	61
17	Fehler bei der Restauration mit Amalgam	62
18	Untersuchungen zur Funktionszeit	70
19	Kriterien für die Entfernung von Amalgamfüllungen	73
20	„Reparatur" von Amalgamfüllungen	77
21	Entfernung von Amalgamfüllungen	79
22	Toxikologische Aspekte	80
23	Lokale Nebenwirkungen von Amalgam	84
24	Arbeitssicherheit	86
25	Entsorgung	88
26	Biokompatibilität	89
27	Quecksilberaustauschwerkstoffe – Amalgamersatzwerkstoffe	90
28	Diskussion und Ausblick	91
	Literatur	93
	Sachverzeichnis	103

1 Einleitung

Der klinische Erfolg der Füllungstherapie mit Amalgam ist abhängig von einer korrekten Indikationsstellung, der materialadäquaten Kavitätengestaltung, einer Verarbeitung entsprechend der technischen Sensitivität des Materials, werkstoffkundlichen Parametern und nicht zuletzt der Nachsorge. In die Qualität der Amalgamfüllungstherapie gehen als strukturqualitative Parameter die wissenschaftliche Absicherung des Indikationsgebietes, als prozessqualitative Parameter vor allem die korrekte Präparations-, Stopf-, Schnitz- und Poliertechnik sowie als ergebnisqualitative Parameter die korrekte marginale, approximale und okklusale Gestaltung ein (Abb. 1a u. b).

Da die Indikationsstellung und der Verarbeitungsmodus im entscheidenden Maße von den Werkstoffeigenschaften abhängen, erhellen sich die Modalitäten der klinischen Verarbeitung am besten vor dem Hintergrund der Entwicklung des Werkstoffs Amalgam und dessen Anwendungsgeschichte in der Zahnheilkunde.

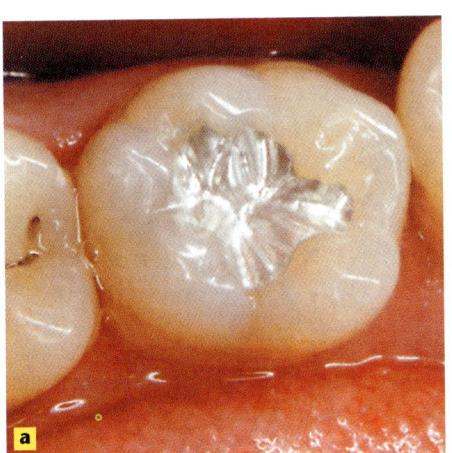
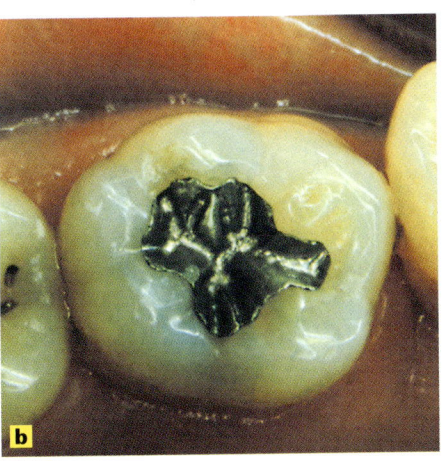

Abb. 1a u. b
Bei korrekter Indikationsstellung, Verarbeitung und Nachsorge stellt die Amalgamfüllung eine adäquate Versorgung im Seitenzahnbereich dar:
a) Füllung nach der Politur,
b) nach acht Jahren.

2 Geschichte

Der Begriff Amalgam findet seinen Ursprung in dem griechischen Begriff „μαλαγμα" (weiche Salbe), der über den arabischen Sprachraum – verschmolzen mit dem Artikel „al" als „al-malagma" – im mittelalterlichen Sprachgebrauch als „amalgama" wieder auftauchte [1].
Die erste Anwendung einer Silber-Zinn-Quecksilber-Paste als Füllungsmaterial für Zähne wird in das China des sechsten vorchristlichen Jahrhunderts datiert [2]. Im abendländischen Kulturkreis wird Amalgam – als Kupferamalgam – erstmals in den Schriften von *Stocker* (1528) und *Dornkreilius* (1601) erwähnt. Die eigentliche Etablierung des Amalgams als zahnärztliches Füllungsmaterial fand in der ersten Hälfte des 19. Jahrhunderts statt. Ab 1819 verbreitet sich durch das Wirken von *Bell* die Anwendung von Silberamalgam in England, in Frankreich wird Amalgam in Form der von *Taveau* 1826 („pâte d'argent") beschriebenen Zusammensetzung gebräuchlich [3]. 1833 führten die Gebrüder *Crawcour* Amalgam in Nordamerika ein. Durch die hauptsächlich auf die ausgeprägte Expansion dieser ersten Materialgeneration zurückzuführende hohe Misserfolgsrate in Form von Zahnfrakturen und aufgrund der unsachgemäßen Verarbeitung war das Material aber schon nach kurzer Zeit derart übel beleumundet, dass die Mitglieder der American Society of Dental Surgeons zeitweilig der Anwendung von Amalgam schriftlich abschwören mussten. Die sich in der Folgezeit um das Material Amalgam entwickelnde Auseinandersetzung wird heute als „erster Amalgamkrieg" bezeichnet. Auf der Grundlage von werkstoffkundlichen Weiterentwicklungen, einer materialadäquaten Verarbeitung und Untersuchungen zur Indikationsstellung versachlichte sich aber die Auseinandersetzung in der zweiten Hälfte des 19. Jahrhunderts wieder. Die erste umfassende werkstoffkundliche Untersuchung des Amalgams als zahnärztliches Füllungsmaterial muss *Flagg* zugeschrieben werden. Die auf seine und die von *Tomes* veröffentlichten Arbeiten aufbauenden systematischen Darstellungen von *Black* und *Witzel* sind noch heute grundlegend für die Amalgamfüllungstherapie [4, 5, 6, 7, 8]. Die klassische Formulierung des in der Zahnheilkunde gebräuchlichen Silberamalgams mit ungefähr 65% Silber, 29% Zinn und 6% Kupfer geht auf eine Angabe von *Black* aus dem Jahre 1896

zurück [9]. Sie bildete die Grundlage der ersten „Spezifikation" der American Dental Association (ADA) von 1929 und wurde im Laufe mehrfacher Neubeschreibungen dieser Spezifikation bis in die sechziger Jahre hinein kaum variiert. Amalgame dieser Zusammensetzung werden als *„niedrigkupferhaltige Amalgame"* bezeichnet (Abb. 2).

Erste Versuche, die Materialzusammensetzung zu modifizieren, und zwar in Richtung eines höheren Kupfergehalts, wurden Anfang der sechziger Jahre unternommen. Durch das Hinzufügen von eutektischen Silber-Kupfer-Partikeln (72 Gew.-% Silber, 28 Gew.-% Kupfer) zu einem konventionellen Splitteramalgam gewannen 1963 *Innes* und *Youdelis* ein härteres und korrosionsresistenteres Amalgam [10]. Durch die von ihnen dabei verwandte Formulierung wurde die korrosionsanfällige γ-2-Phase der konventionellen Legierungen vermindert. Sie entwickelten damit das erste sog. „Non-γ_2-Amalgam". Die höhere Härte wurde zunächst auf einen Dispersionshärtungsprozess zurückgeführt, liegt nach heutigem Wissen aber an der höheren Härte der teilweise in der ausgehärteten Legierung verbleibenden Silber-Kupfer-Partikel begündet. Dieser Irrtum floss aber in die Namensgebung der Materialgruppe, die heute als *High-copper-dispersant-Amalgame („HCD-Amalgame")* bezeichnet werden, ein. Der neue, zunächst wenig beachtete Legierungstyp zeigte klinisch insbesondere hinsichtlich der Integrität des Füllungsrandes gegenüber den konventionellen

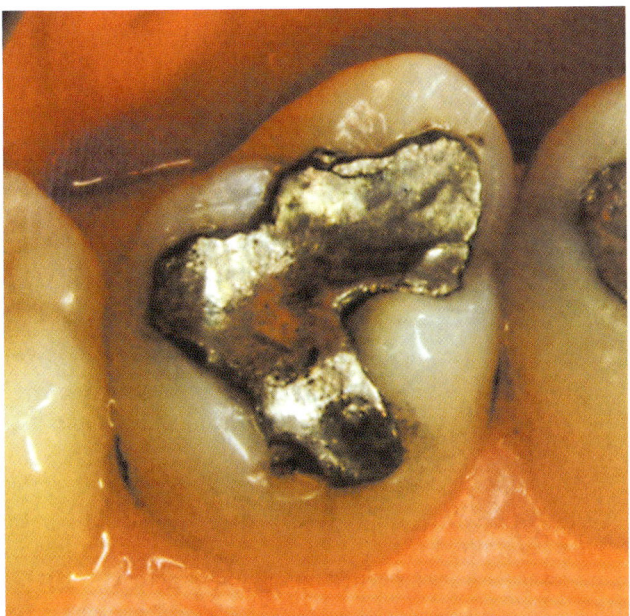

Abb. 2
Konventionelle, niedrigkupferhaltige Amalgame erwiesen sich klinisch als nicht sehr beständig.

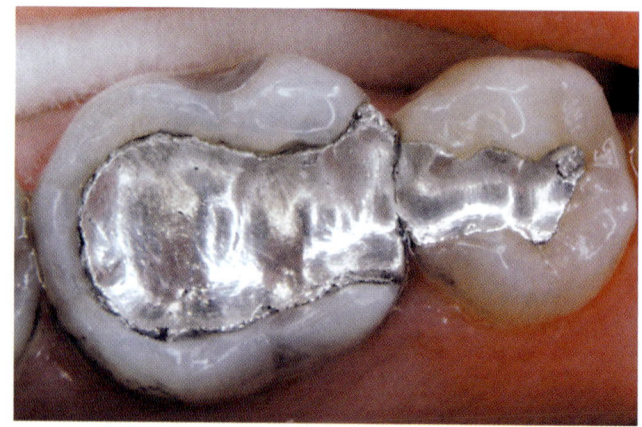

Abb. 3
Non-γ_2-Amalgame zeigen ein erheblich besseres Randverhalten als ältere Spezifikationen: „ditching" des Füllungsrandes bei der linken Füllung aus einem konventionellen Amalgam (Alter: 18 Jahre), gute Randadaptation bei der rechten Füllung (Alter: 15 Jahre) aus einem Non-γ_2-Amalgam.

Amalgamen nach der *Black*'schen Formulierung überlegene Eigenschaften. Die Erkenntnis der klinischen Überlegenheit dieser Formulierung geht auf die 1970 von *Mahler* et al. publizierte Arbeit zurück [11] (Abb. 3).

Ein anderer Weg, die Bildung der γ_2-Phase zu verhindern, ergab sich mit der 1974 von *Asgar* vorgestellten Formulierung. Da es sich im Gegensatz zu den HCD-Amalgamen bei dem zugrunde liegenden Alloytypus um ein Pulver einheitlicher Morphologie handelt, werden Amalgame dieser Formulierungen auch als *High-copper-single-composition-Amalgame* („*HCSC-Amalgame*") bezeichnet [12].

Diese beiden heute gebräuchlichen Werkstofftypen, die HCD- und die HCSC-Amalgame, haben einen Kupfergehalt von bis zu 30% und werden deshalb auch als „*hochkupferhaltige Amalgame*" bezeichnet.

Der Großteil unserer heutigen werkstoffkundlichen Kenntnisse geht auf die Arbeiten von *Dreyer-Jørgensen* und *Wirz* zurück. Die wohl umfassendste Arbeit zur Toxikologie des Amalgams wurde 1993 von *Visser* vorgelegt und erlaubt eine wissenschaftlich fundierte Einschätzung der mit diesem Werkstoff verbundenen Risiken [13].

Die Non-γ_2-Amalgame haben sich im Laufe der achtziger Jahre durchgesetzt. Die Verwendung γ_2-Phase-haltiger Amalgame wurde 1992 in Deutschland durch das damalige Bundesgesundheitsamt (BGA) untersagt. Die vom BGA bzw. ihrer Nachfolgeorganisation, dem Bundesinstitut für Arzneimittel und Medizinprodukte (BIAM), in der Folgezeit ausgesprochenen Indikationseinschränkungen für den Werkstoff Amalgam waren von Seiten der Wissenschaft und Forschung, der Alloyproduzenten und der Anwender höchst umstritten und wurden nach einer längeren Auseinandersetzung durch das Mitte 1997 veröffentlichtes „Konsenspapier" zwischen der

staatlichen, universitären und berufspolitischen Vertretung in ihrer Aussage relativiert.
Die auf der Grundlage des Medizinproduktegesetzes (MPG) bzw. EU-Normen formulierten Gebrauchsinformationen der Alloyhersteller mit ihren Angaben zu Anwendungsgebieten und Gegenanzeigen werden sich in Deutschland auf lange Sicht wahrscheinlich wieder mehr an den auch international anerkannten Indikationsgebieten orientieren. Somit ist abzusehen, dass Amalgam in Zukunft auch wieder als Füllungswerkstoff für Kavitäten der Klasse V und als Stumpfaufbaumaterial angegeben werden wird.

3 Werkstoffkundliche Grundlagen

Der Begriff „Amalgam" klassifiziert die Legierungen des Quecksilbers. Zur genaueren Bezeichnung kann der Hauptlegierungspartner als Präfix aufgeführt sein („Kupferamalgam"). Den Vorgang des Legierens eines anderen Metalls mit Quecksilber bezeichnet man als *Amalgamation*.

Entgegen dem konventionellen Sprachgebrauch handelt es sich bei dem mit Quecksilber zu vermengenden Pulver nicht schon um das eigentliche „Amalgam", sondern um das Vorlegierungspulver („alloy"). Da diese früher hauptsächlich durch Spanen gegossener Barren hergestellt wurden, hat sich bis heute für die Vorlegierungspulver die synonyme Bezeichnung „Feilung" gehalten.

Dass die eigentliche Herstellung des Amalgams aus dem Vorlegierungspulver und Quecksilber erst durch den Zahnarzt geschieht, hat nach heutiger Rechtslage weit reichende Konsequenzen, wie beispielsweise hinsichtlich der Produkthaftung. Als Grundlage für die werkstoffkundliche Normierung der Vorlegierungspulver dienen die sog. „Spezifikationen", wie sie beispielsweise für Amalgam erstmalig mit der Specification No. 1 der American Dental Association erfolgte.

Die heute in Deutschland geltende werkstoffkundliche Normierung für die Vorlegierungspulver ist durch die Norm DIN EN 21559 (Dentistry; alloys for dental amalgam), die des zur Amalgamation verwendeten Quecksilbers durch die Norm DIN EN 21560 (Dentistry; dental mercury) geregelt. Weiterhin sind im Hinblick auf die Verwendung von Amalgam in der zahnärztlichen Praxis die Normen DIN EN 7488 (Dental amalgamtors) und DIN EN 8282 (Dental equipment – Mercury and alloy mixers and dispensers) einschlägig.

Heute nicht mehr gebräuchlich sind die sog. „Kupferamalgame". Sie bestehen zu ca. 35% aus Kupfer und 65% Quecksilber. Fakultativ kann auch noch Zink, Zinn oder Indium enthalten sein.

Das in Tablettenform angebotene Kupferamalgam wurde durch Erhitzen auf über 128 °C in der Zahnarztpraxis plastifiziert, was zu einer erheblichen Belastung mit Quecksilberdämpfen führte. Kupferamalgam wurde hauptsächlich in der Kinderzahnheilkunde eingesetzt.

3.1 Zusammensetzung der Vorlegierung

Hauptbestandteil aller Vorlegierungspulver sind Silber, Zinn und Kupfer. An weiteren Zusätzen können sich u.a. Quecksilber, Zink sowie seltener Gold, Platin, Indium und Paladium finden. Während einige Beimengungen aus metallurgischer Sicht unverständlich sind und wahrscheinlich mehr patentrechtlichen Zwecken dienen, kommt es durch andere Zusätze zur Beeinflussung der Werkstoffeigenschaften der ausgehärteten Legierung. So kann beispielsweise durch den Zusatz geringer Anteile Zink die Kantenfestigkeit eines Amalgams erhöht, die Korrosionsanfälligkeit der Vorlegierung vermindert und damit die Randständigkeit verbessert werden. Palladium soll die mechanische Festigkeit, die Korrosionsbeständigkeit sowie das Fließverhalten der Amalgame günstig beeinflussen. Das Zulegieren anderer Metalle zu dem Silber-Zinn-Kupfer-System kann sich aber auch negativ auswirken.

Als Beispiel sei die überproportionale Erhöhung der Expansion des Amalgams von bis zu 4% linear bei Feuchtigkeitskontamination zinkhaltiger Zubereitungsformen während des Stopfens genannt. Diese Expansion erklärt sich durch die Wasserstoffbildung im Inneren des Füllungskörpers, an der das Zink und das mit dem Speichel eingedrungene Wasser beteiligt sind („delayed expansion"). Der Zusatz von Zink verbessert die Mischbarkeit des Vorlegierungspulvers mit dem Quecksilber und bedingt hauptsächlich die helle Farbe des Amalgams.

Auch Quecksilber kann dem Vorlegierungspulver in einer Menge von bis zu 3% zugesetzt sein, um den Prozess der Amalgamation zu beschleunigen. Durch diese sog. „Präamalgamation" kann der Gesamtquecksilbergehalt des entstehenden Amalgams auf Werte unter 40% reduziert werden.

Zur Sicherstellung einer ausreichenden Verarbeitungszeit und einer gleichmäßigen Abbindung werden Vorlegierungspulver durch Wärmebehandlung künstlich „gealtert". Der Abbau innerer Spannungen der Spanpartikel gewährleistet eine gleichmäßige Reaktion von Vorlegierungspulver und Quecksilber. Diesem Arbeitsschritt schließt sich noch eine Säurebehandlung an, bei der etwaige Oxide entfernt werden. Dadurch wird die Benetzbarkeit der Partikel mit Quecksilber erleichtert.

3.1.1 Konventionelle Amalgame

Die konventionellen, γ_2-haltigen Amalgame härteten vereinfacht dargestellt nach dem folgenden Mechanismus:

$$Ag_3Sn + Hg > Ag_3Hg_4 + Sn_8Hg$$
$$(\gamma) \qquad\qquad (\gamma_1) \quad\; (\gamma_2)$$

Bei einer Konzentration von Zinn oberhalb 26,8% kommt es während des Legierungsprozesses mit Quecksilber zur Entstehung einer Zinn-reichen Phase, welche die Ausbildung der sog. „γ_2-Phase" begünstigt. Diese Phase ist wegen ihres hohen Gehalts an dem relativ unedlen Zinn der korrosionsanfälligste und zugleich auch der mechanisch schwächste Bestandteil der ausgehärteten Legierung (Abb. 4).

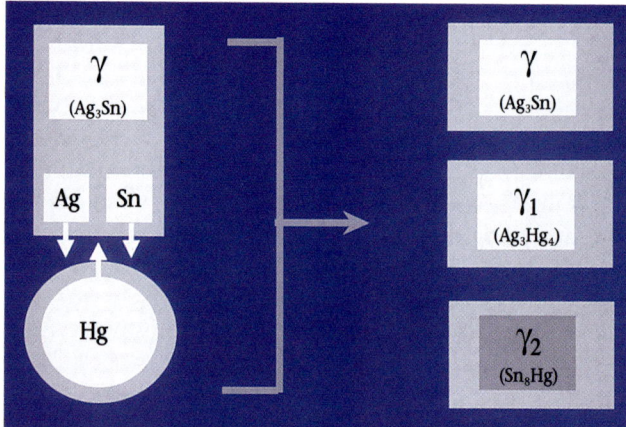

Abb. 4
Härtungsmechanismus konventioneller, γ_2-Phase-haltiger Amalgame.

Durch den von *Jørgensen* beschriebenen Effekt der „merkuroskopischen Expansion", der auf die Auflösung der γ_2-Phase durch die Oxidation des Zinns unter Rückdiffusion des Quecksilbers in den Füllungskörper zurückzuführen ist und bei der es aus mechanischen Gründen zu einem Aufbiegen der Füllungsränder kommt, erwecken Füllungen aus konventionellen Amalgamen den Eindruck, dass sie im Laufe der Liegezeit aus der Kavität herauswachsen [14, 15]. Die Füllungen aus konventionellen Amalgamen neigen aufgrund der merkuroskopischen Expansion und damit verbundenen Randfrakturen mehr als moderne Werkstoffe zur Randspaltbildung („ditching") (Abb. 5a u. b).
Das Vorlegierungspulver wird mit Quecksilber üblicherweise in einem Verhältnis von 1:1 vermischt. Da es nur zu einer partiellen Auflösung der γ-Phase-Partikel des Vorlegierungs-

3.1 Zusammensetzung der Vorlegierung

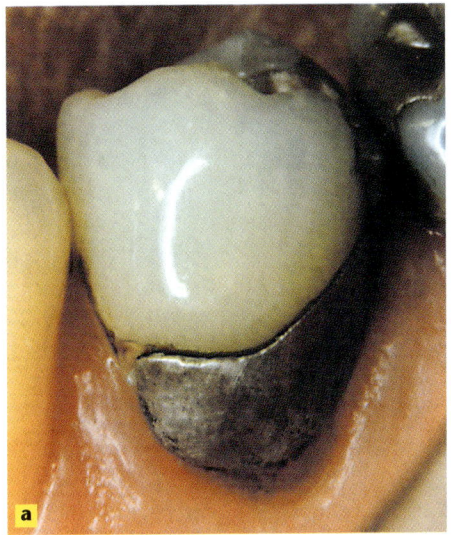
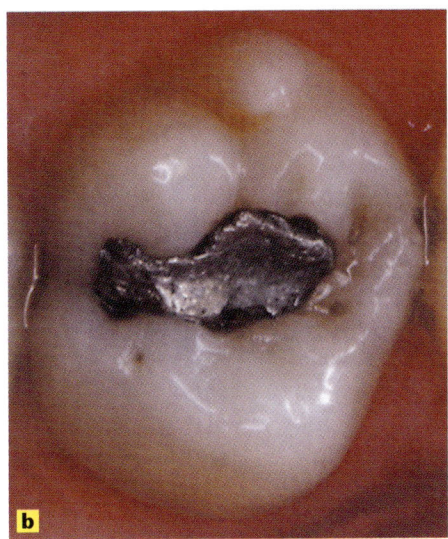

Abb. 5a u. b
Klinischer Aspekt der merkuroskopischen Expansion:
a) Die Füllung macht den Anschein, aus der Kavität herauszuwachsen. Aus mechanisch-geometrischen Gründen kommt es dabei zu einem Aufbiegen der Füllung in distal-mesialer Richtung.
b) Durch die einwirkenden Kaukräfte kommt es sekundär zu Randfrakturen.

pulvers kommt, liegen diese teilweise noch unverbraucht in der ausgehärteten Legierung vor.

Somit finden sich bei einem konventionellen Amalgam Partikel der γ-Phase in einer Matrix von $γ_1$- und $γ_2$-Phasen. Die mechanischen Eigenschaften der entstandenen Legierung hängen in entscheidendem Maße von der metallurgischen Mikrostruktur ab. Die Härte der $γ_2$-Phase beträgt mit einer VHN (Vickers hardness number) von nur 15 beispielsweise nur ca. ein Zehntel der der γ- bzw. $γ_1$-Phase (125 VHN). Damit verringert sich die Härte proportional zum Gehalt an $γ_2$-Phase. Andererseits führt ein hoher Anteil unverbrauchter γ-Phase zu einer größeren Härte.

Eine Weiterentwicklung der konventionellen Amalgame in Richtung einer höheren Korrosionsresistenz, aber auch eine Verbesserung der mechanischen Eigenschaften der ausgehärteten Legierung wurde durch eine Erhöhung des Silberanteils auf bis zu 65% erreicht [16]. Nach der Markteinführung der Non-$γ_2$-Amalgame wurde dieser Weg aber zunächst nicht weiter verfolgt.

3.1.2 Non-$γ_2$-Amalgame

Um die wenig korrosionsresistente $γ_2$-Phase zu eliminieren, werden bei der Formulierung der Vorlegierungspulver heute gebräuchlicher Amalgame zwei unterschiedliche Wege beschritten. Nach dem zugrunde liegenden Reaktionsmuster werden sie in HCD-Amalgame („High-copper-dispersant"-

Amalgame) und HCSC-Amalgame („High-copper-single-composition"-Amalgame) unterschieden.

HCD-Amalgame

Die *High-copper-dispersant-Amalgame* härten im Grunde genommen nach dem für die konventionellen Amalgame beschriebenen Reaktionsmechanismus. Gleichzeitig wird aber die γ_2-Phase durch Beimischung eines Silber/Kupfer-Eutektikums in eine Kupfer/Zinn-Phase umgesetzt und dabei mehr oder minder vollständig verbraucht (Abb. 6). Die γ_2-Phase tritt somit nur kurzfristig auf und reagiert weiter:

$$Sn_8Ag \;+\; Ag/Cu \;>\; Cu_6Sn_5 \;+\; Ag_3Hg_4$$
$$(\gamma_2) \quad\quad (\alpha_1) \quad\quad\quad (\eta) \quad\quad\quad (\gamma_1)$$

Zusammengefasst ergibt sich folgender Härtungsmechanismus:

$$Ag_3Sn \;+\; Ag/Cu + Hg \;>\; Cu_6Sn_5 \;+\; Ag_3Hg_4$$
$$(\gamma_2) \quad\quad (\alpha_1) \quad\quad\quad\quad (\eta) \quad\quad\quad (\gamma_1)$$

Die Vorlegierungspulver dieser Amalgame beinhalten neben dem Splitteranteil 30 bis 55% sphärische, hochkupferhaltige Partikel. Der Gesamtkupfergehalt des Vorlegierungspulvers liegt dadurch zwischen 9 und 20%.

Aufgrund von Entmischungsvorgängen und des Erhärtungsmechanismus können Amalgame dieser Gruppe trotzdem γ_2-Phasen-reiche Bereiche enthalten, wenngleich aber in einer ungleich geringeren Konzentration als die konventionellen Amalgame.

Die wohl bekanntesten Handelsmarken der Gruppe der HCD-Amalgame sind bzw. waren das *Dispersalloy* (Dentsply

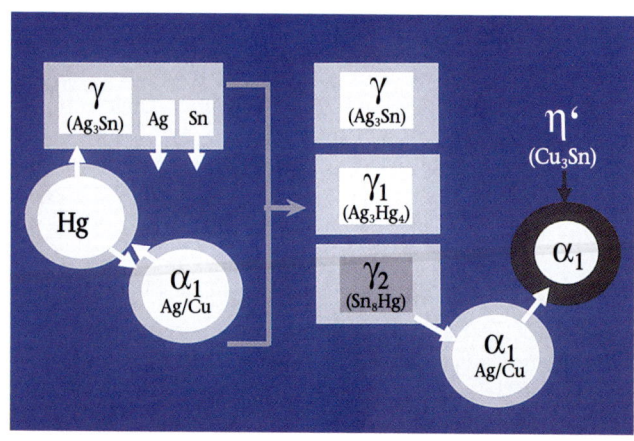

Abb. 6 Härtungsmechanismus der High-copper-dispersant-Amalgame. Die während des Abbindens kurzzeitig auftretende γ_2-Phase wird unter Reaktion mit der α-Phase wieder verbraucht.

DeTrey DeDent) und *Luxalloy* (früher: Degussa), das 1975 auf den Markt kam.

HCSC-Amalgame
Bei den *High-copper-single-composition-Legierungen* werden fein verdüste Kugeln (*Tytin/Sybralloy*, Kerr) oder Späne (*Ana 2000*, Nordiska) mit Silber/Zinn- und Kupfer/Zinn-Bestandteilen bei zugunsten des Kupfers reduziertem Silberanteil verwendet. Im Gegensatz zu den HCD-Amalgamen haben also alle Partikel die gleiche metallurgische Zusammensetzung. Die ursprüngliche Formulierung dieser Gruppe enthielt 60% Silber, 27% Zinn und 13% Kupfer. Heute werden Vorlegierungspulver aus dieser Gruppe mit einem Kupfergehalt von bis zu 30% angeboten.
Der Erhärtungsmechanismus verläuft nach folgendem Muster:

$$Ag_3Sn + Cu_3Sn + Hg > Ag_3Hg_4 + Cu_6Sn_5$$
$$(\gamma_1) \quad (\varepsilon) \quad\quad\quad (\gamma_1) \quad\quad (\eta)$$

Somit tritt bei den HCSC-Amalgamen erst überhaupt keine γ_2-Phase auf (Abb. 7). Nur bei produktionstechnischen Fehlern während der Herstellung der Vorlegierungspulver, wie einer fehlenden oder fehlerhaften Wärmebehandlung, werden geringe Anteile einer γ_2-Phase im Legierungsgefüge gefunden.

Die Möglichkeit, γ_2-freie Amalgame durch Zulegierung von Palladium resp. Antimon zu einem kupferhaltigen Silber-Zinn-Vorlegierungspulver zu erhalten, wurden industriell nicht weiter verfolgt [17, 18].

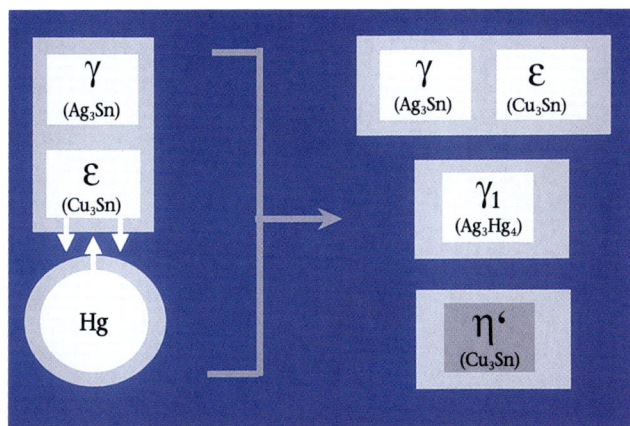

Abb. 7
Härtungsmechanismus der High-copper-single-composition-Amalgame. Das Auftreten einer γ_2-Phase ist während der Erhärtung ganz unterbunden.

3.1.3 Hochsilberhaltige Amalgame

Die Unterdrückung der γ_2-Phase wurde schon vor der Einführung der HCD- und HCSC-Amalgame durch die Erhöhung des Silberanteils auf bis zu 65% versucht. Dieser Weg wurde zwischenzeitlich wieder aufgegriffen (*Artalloy*, früher Degussa), wobei die Vorlegierungspulver einen Silberanteil von über 80% aufweisen. Den Amalgamen dieser Gruppe wurden neben einer hohen Korrosionsbeständigkeit vor allem gute Verarbeitungseigenschaften zugeschrieben (Abb. 8a u. b).

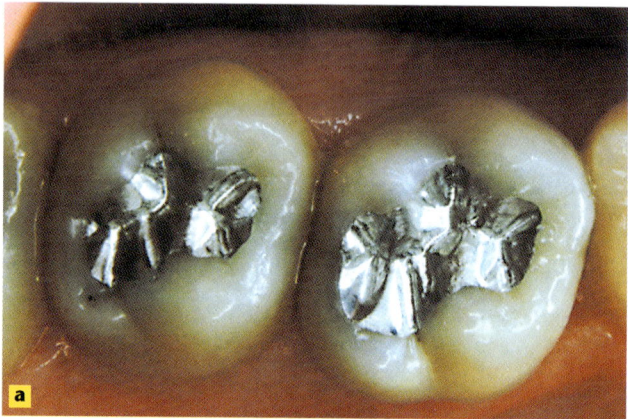

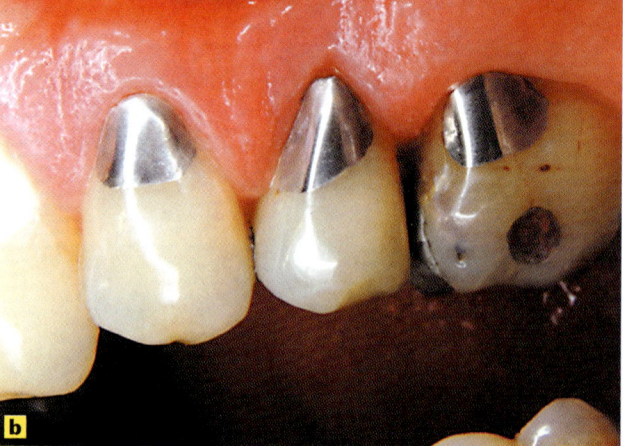

Abb. 8a u. b
Mit den hochsilberhaltigen Amalgamen (hier: *Artalloy*, Degussa) lagen Spezifikationen guter Verarbeitungseigenschaften und hervorragender Korrosionsresistenz vor.

Die Vorstellungen über die Struktur der Legierungszusammensetzung sind hauptsächlich durch Schliffbilder frisch abgebundener Amalgame geprägt. Mit dem Ende des Aushärtungsprozesses nach ca. sieben Tagen sind die Umwandlungsvorgänge im Füllungskörper aber noch keineswegs endgültig abgeschlossen. Auch noch Monate und Jahre nach dem Legen der Füllung kommt es zu Änderungen in der Matrix bzw. zu Umbauvorgängen an den Phasengrenzen von Matrix und eingeschlossenen Partikeln der Vorlegierung („solid state transformation"). Dadurch und durch die Einflüsse des Mundhöhlenmilieus kommt es auch noch während der Liegezeit zu mannigfaltigen Umbauvorgängen im Gefüge der Amalgamfüllung.

3.1.4 Alloy-Morphologie

Die Größe und Form der Vorlegierungspartikel hat wesentlichen Einfluss auf das Stopf- und Volumen-Verhalten sowie auf die Abbindegeschwindigkeit.
Die Partikel früherer Handelsmarken waren mit Spänen einer Größe bis zu 120 µm wesentlich größer als heute üblich. Die Partikelgröße der meisten Vorlegierungspulver liegt heute zwischen 15 und 35 µm (Abb. 9). Je kleiner die durchschnittliche Partikelgröße ist, umso mehr Quecksilber wird bei der Amalgamation benötigt. Bei den Amalgamen jüngeren Einführungsdatums ist ein Trend zu kleineren Partikeln erkennbar. Dadurch ist deren Abbindezeit reduziert und deren initiale Härte erhöht. Die Abbindezeit kann bei splitterförmigen Vorlegierungspulvern weiterhin durch eine Wärmebehandlung gesteuert werden. Eine Einteilung der Amalgame nach der Größe der Partikel der Vorlegierung in feine Sorten (< 10 µm) und grobe Sorten (> 30 µm) hat sich nicht durchsetzen können [19].
Auf der Morphologie ihrer zugrunde liegenden Vorlegierungspulver beruht eine Einteilung in vier verschiedene Amalgamtypen [20, 21, 22].

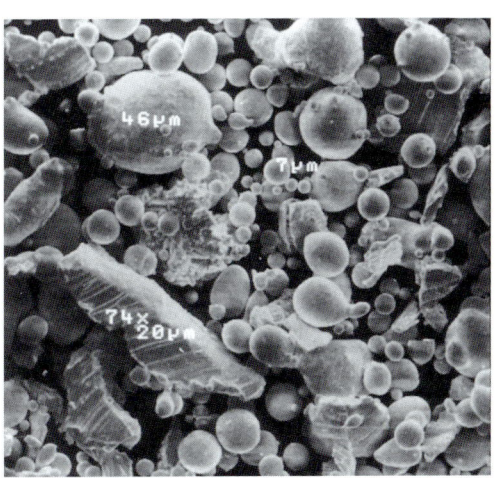

Abb. 9
Größenordnung der Vorlegierungsbestandteile: Bei Präparaten jüngeren Einführungsdatums zeigt sich eine Tendenz zur Verwendung kleinerer Partikel.

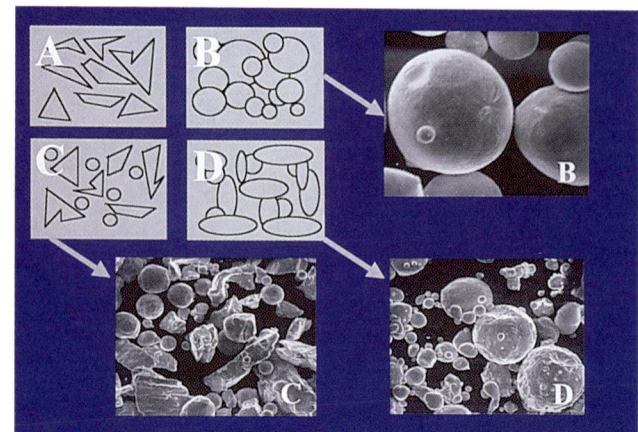

Abb. 10
Morphologietypen der Vorlegierungspulver.

3.1.5 Amalgame splitterförmiger Vorlegierungspulver

Bis zu Anfang der siebziger Jahre wurden die Vorlegierungspulver ausschließlich durch Zerspanen von Gussblöcken mittels Fräsern resp. Drahtbürsten hergestellt. Die verwendeten Ausgangslegierungen waren durch den geringen Kupferanteil für diesen Herstellungsprozess ausreichend spröde (Abb. 10).

Die Stopfbarkeit von Amalgamen rein splitterförmiger Vorlegierungspartikel (angloam.: lathe-cut) ist aufgrund des hohen Kondensationswiderstandes gut. Von Nachteil sind die im Vergleich zu anderen Morphologietypen schlechte Schnitzbarkeit, die hohe Oberflächenrauigkeit vor der Politur und die langsame Abbindereaktion. Die Verwendung splitterförmiger Vorlegierungspulver bedingt einerseits eine gute Kantenstabilität, andererseits aber eine geringe Druckfestigkeit.

Aufgrund des gegenüber kugelförmigen Partikeln ungünstigeren Verhältnisses zwischen Partikelmasse und Oberfläche wird bei der Amalgamation relativ viel Quecksilber benötigt. Die Quecksilberdosierungstoleranz ist aber höher als bei anderen Morphologietypen. Daher eignen sich rein splitterförmige Darreichungsformen bzw. solche mit einem hohen Splitteranteil auch für die Trituration in den relativ dosierungsungenauen „Amalgamatoren" (*Dentomat, Duomat* etc.).

Als Beispiele für Amalgame rein splitterförmiger Vorlegierungspulver seien die Handelsmarken *Ana 2000* (Nordiska), *Epoque 2000* (Nordiska) und *Ihdentalloy Exclusiv* (Ihde) genannt.

3.1.6 Amalgame sphärischer/kugelförmiger Vorlegierungspulver

Amalgame sphärischer Vorlegierungspulver wurden 1962 von *Demaree* und *Taylor* in die Zahnheilkunde eingeführt [23]. Das Vorlegierungspulver dieses Morphologietyps wird hergestellt, indem die Schmelze der erwünschten Legierung in sog. Sprühtürmen verdüst wird. Durch dieses Herstellungsverfahren ist es möglich, annähernd jede beliebige Legierungszusammensetzung zu erreichen (s. Abb. 9).

Aufgrund des niedrigen Kondensationswiderstandes sind Amalgame sphärischer Vorlegierungspulver schlechter zu stopfen. Sie neigen dazu, dem Kondensordruck nach lateral auszuweichen. Die Eigenschaft dieser Amalgame „zu fließen" erfordert eine hohe Sorgfalt bei der Matrizenadaptation. Amalgame sphärischer Vorlegierungspulver (angloam.: spherical) binden vergleichsweise schnell ab, lassen sich besser schnitzen und hinterlassen eine glattere Oberfläche als splitterförmige Darreichungsformen.

Umgekehrt zu den splitterförmigen Morphologietypen ist die Kantenstabilität geringer, die Druckfestigkeit aber höher. Sphärische Vorlegierungspulver benötigen aufgrund des günstigen Volumen-/Oberfläche-Verhältnisses weniger Quecksilber als splitterförmige Darreichungsformen, sind hinsichtlich Dosierungsfehlern aber so empfindlich, dass die Verwendung von Kapseln mit genau abgestimmten Mengen von Quecksilber und Vorlegierungspulver notwendig ist.

Als Beispiele für Amalgame rein sphärischer Vorlegierungspulver seien die Handelsmarken *Keralloy* (Megadenta), *Sybralloy* (Kerr), *Tytin* (Kerr) und *Valiant Regular* (DeTrey Dentsply) genannt.

Der Morphologietyp nimmt auch Einfluss auf das Volumenverhalten des enstehenden Amalgams. Während die Amalgame splitterförmiger Vorlegierungspulver während des Abbindeprozesses expandieren, kommt es bei Amalgamen kugelförmiger Vorlegierungspulver zu einer Kontraktion.

3.1.7 Amalgame gemischter Vorlegierungspulver

Voraussetzung für die Herstellung splitterförmiger Vorlegierungspulver war ein niedriger Kupfergehalt. Mit einem zunehmenden Anteil an Kupfer wird eine Legierung weniger spröde und ist damit nicht mehr spanbar. Um trotzdem Vorlegierungen höherer Kupferkonzentrationen zu erhalten, wurden zunächst den konventionellen splitterförmigen Vorlegierungen kugelförmige Partikel einer verdüsten eutektischen Silber-Kupfer-Legierung, also Partikel eines höheren Kupfergehaltes beigemischt (s. Abb. 10).

Die Mischung splitterförmiger und kugelförmiger Partikel (angloam.: blend) ermöglicht grundsätzlich eine variable Einstellung von Werkstoffeigenschaften und damit auch eine Variation der Verarbeitungseigenschaften.

Probleme bei Verwendung dieser Vorlegierungspulver durch Entmischung der splitter- und kugelförmigen Bestandteile (in herkömmlichen Amalgamatoren) bzw. durch die Oxidation der Silber-Kupfer-Partikel wurde durch die luftdichte Verkapselung dieser Darreichungsformen beseitigt.

Als Beispiele für Amalgame gemischter Vorlegierungspulver seien die Handelsmarken *Alldent Non-Gamma-2* (Alldent), *Blend-a-dispers* (Procter & Gamble), *Contour* (Kerr), *Dentina 70 Non-Gamma-2* (Schein Dentina), *Dispersalloy* (DeTrey Dentsply), *Ihdentalloy* (Ihde), *Normalloy* (Müller & Weygandt), *Permite C* (Southern Dental), *Si-Am-Kap* (Merz), *Silber 70 Solo* (DMG), *Valiant Ph.D.XT* (DeTrey Dentsply) und *Vivacap* (Vivadent) genannt.

3.1.8 Amalgame sphäroidaler/kugelartiger Vorlegierungspulver

Im Gegensatz zu den sphärischen werden die sphäroidalen Vorlegierungspulver nicht in Luft respektive einem Schutzgas verdüst, sondern in einer Flüssigkeit. Dadurch entstehen längliche, gurkenförmige Partikel (angloam.: spheroidal) (s. Abb. 10). In ihren Eigenschaften liegen die Amalgame sphäroidaler Vorlegierungspulver zwischen denen rein splitter- und kugelförmiger Präparate. Bei der Verarbeitung von Vorteil ist insbesondere der gegenüber den sphärischen Vorlegierungspulvern höhere Stopfwiderstand.

Als Beispiele für Amalgame sphäroidaler Vorlegierungspulver seien die Handelsmarken *Amalcap Plus* (Vivadent), *Indium-Alloy* (Shofu-Dental) und *Oralloy* (Coltène-Whaledent) genannt.

3.2 Verarbeitungseigenschaften

Die Wahl eines Amalgams ist hauptsächlich durch die klinischen Erfordernisse bestimmt (Abb. 11a u. b). Amalgame aus Vorlegierungspulvern splitterförmiger Partikel, Gemischen

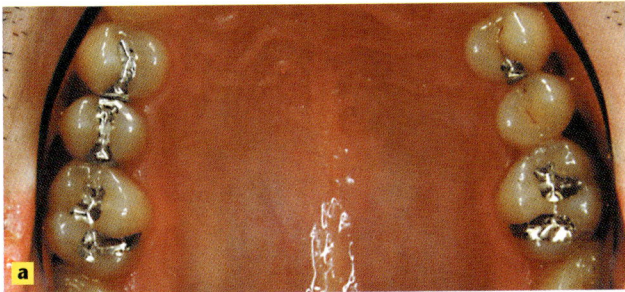

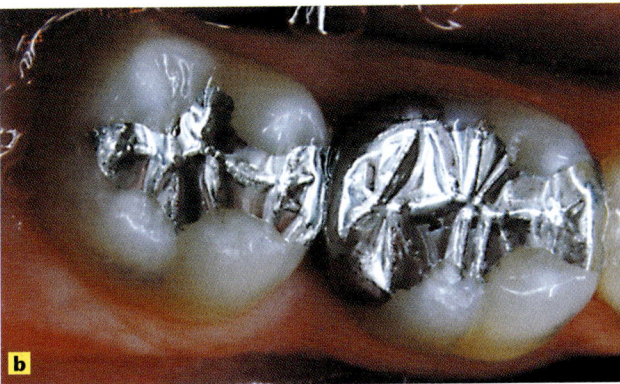

Abb. 11a u. b
Amalgamfüllung im Spektrum des Indikationsbereichs (a) und bei weiter Indikationsstellung (b).
Die unterschiedlichen Verarbeitungseigenschaften der Morphologietypen bestimmen die Wahl des Amalgams.

mit splitter- und kugelförmigen Partikeln sowie sphäroidaler Partikel weisen einen großen Kondensationswiderstand auf. Diese Materialtypen sind hinsichtlich ihrer Verarbeitungszeit variabel einstellbar, müssen aber in kleinen Inkrementen in die Kavität überführt werden. Eine korrekte Adaptation an der Kavitätenwandung erfordert hohe Kondensationsdrücke bei Verwendung kleiner Stopfer mit abgerundeter Arbeitsfläche („Kugelstopfer").

Amalgame aus Vorlegierungspulvern kugelförmiger Partikel weisen demgegenüber nur einen geringen Kondensationswiderstand auf. Die Amalgaminkremente können nur mittels großflächiger und planer Stopfer hinreichend adaptiert werden („Planstopfer"). Aufgrund des Fließverhaltens ist die Gefahr eines Überstopfens von Füllungsmaterial höher als bei den anderen Morphologietypen. Der Adaptation der Matrize durch Verkeilung sowie dem Bombieren der Matrize zur Gewährleistung einer korrekten approximalen Kontaktbeziehung ist daher größere Aufmerksamkeit zu schenken.

Zusammenfassend ist festzustellen, dass die werkstoffkundlichen Gegebenheiten den klinischen Verarbeitungsmodus entscheidend beeinflussen. Die Abbildungen 12 bis 26 zeigen den Verarbeitungsgang des Amalgams während der Herstellung einer Amalgamrestauration.

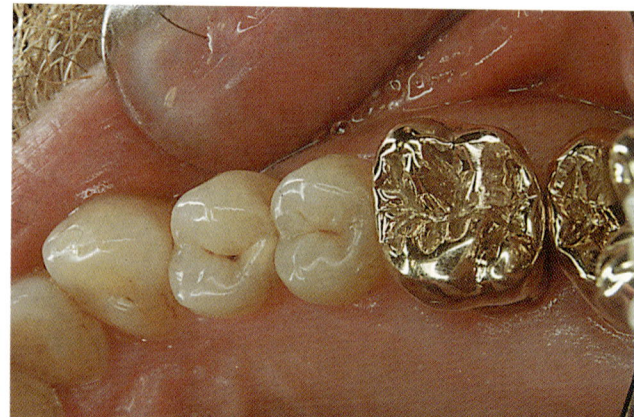

Abb. 12
Ausgangssituation: Kariöser Defekt an der Distalfläche des ersten Prämolaren.

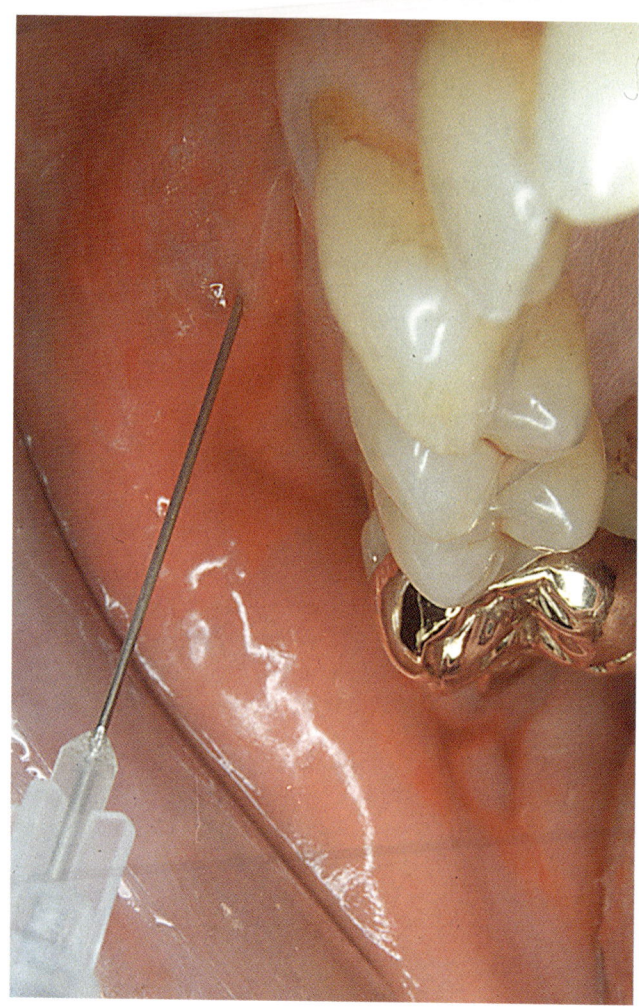

Abb. 13
Anästhesie: Aufgrund der Zeitdauer und der erforderlichen Manipulationen ist die Behandlung unter Lokalanästhesie angezeigt.

Verarbeitungseigenschaften **3.2**

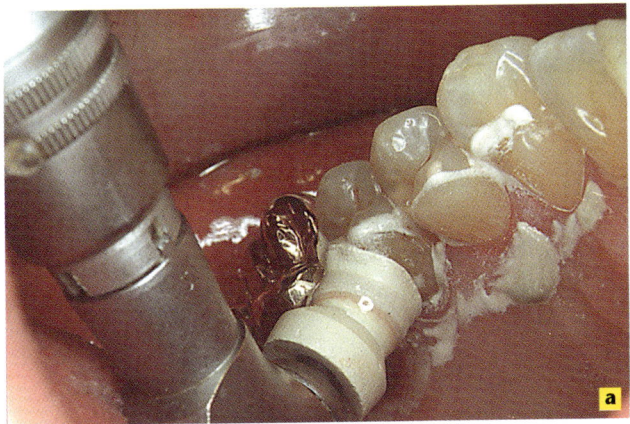

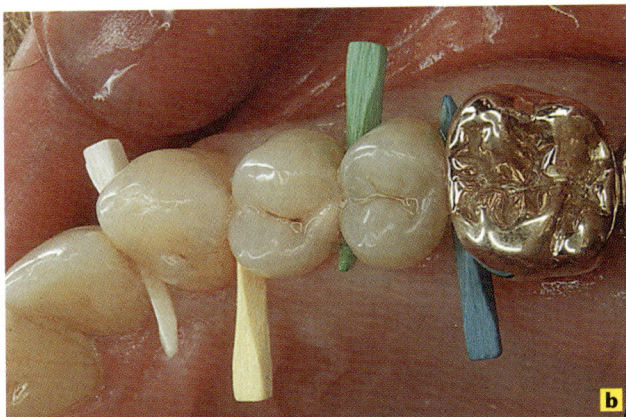

Abb. 14a u. b
Vorbereitende Maßnahmen: Zahnreinigung, Separation („prewedging").

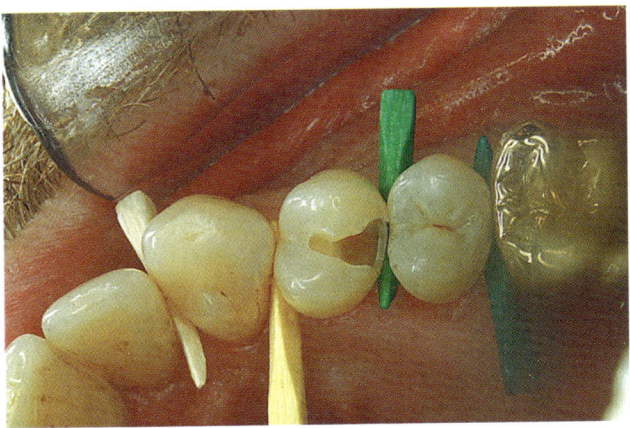

Abb. 15
Präparation zur Darstellung des Defekts.

19

3 Werkstoffkundliche Grundlagen

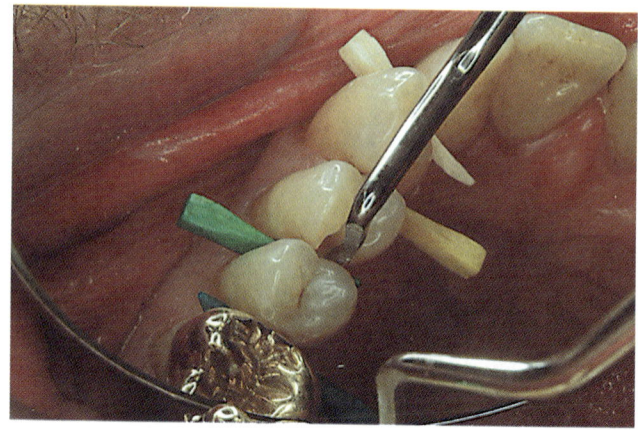

Abb. 16
Exkavation der Karies und Finieren der Schmelzränder mit Handinstrumenten: Die durch das Quecksilber auf das Amalgam übertragene hohe Oberflächenspannung erfordert die Gestaltung runder Übergänge und „glatter" Kavitätenränder.

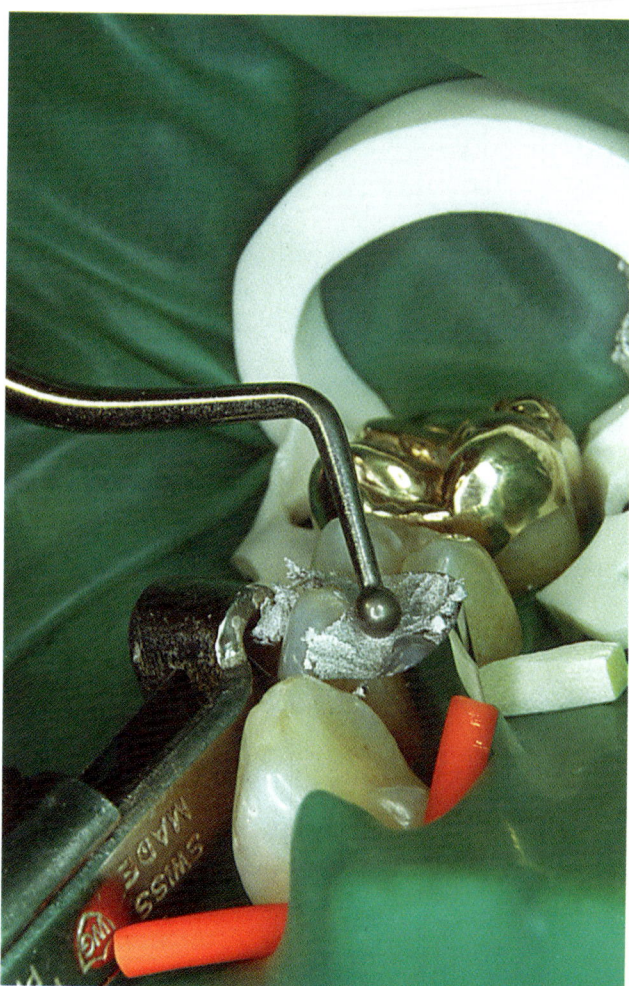

Abb. 17
Kondensation: Die Verwendung eines Zinkhaltigen Blend-Amalgams bedingt den Einsatz von Kugelstopfern und das Arbeiten unter Kofferdam.

3.2 Verarbeitungseigenschaften

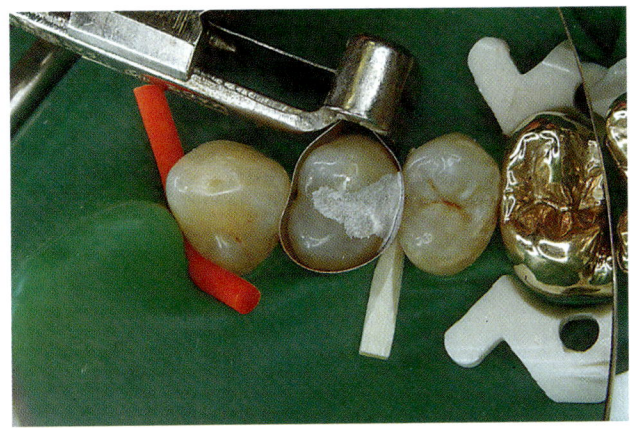

Abb. 18
Zustand nach Abschluss der Kondensation: Zeit der Abbindereaktion.

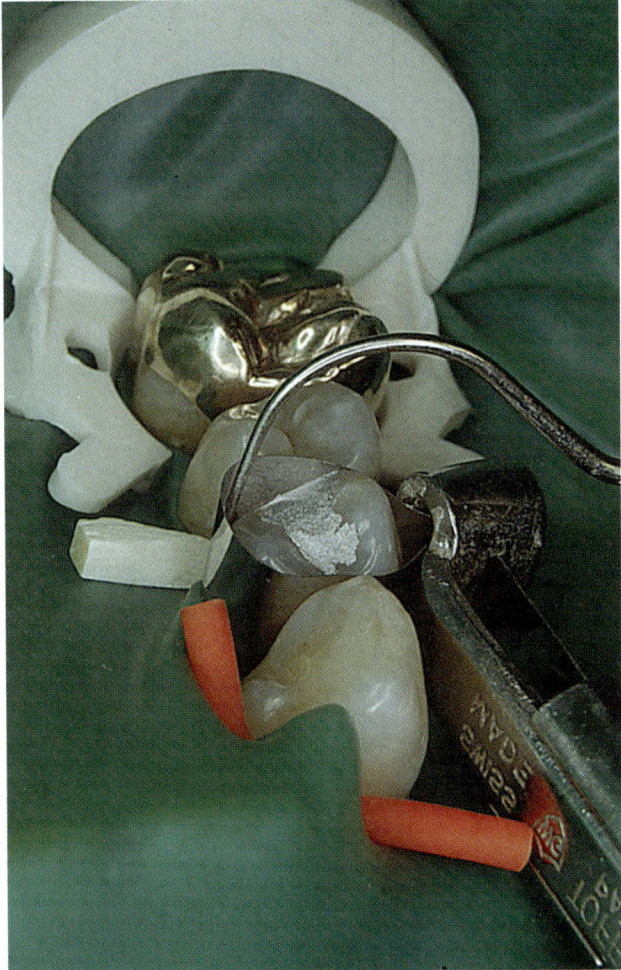

Abb. 19
Ausarbeitung: Gestaltung des approximalen Übergangs mit der Sonde.

3 Werkstoffkundliche Grundlagen

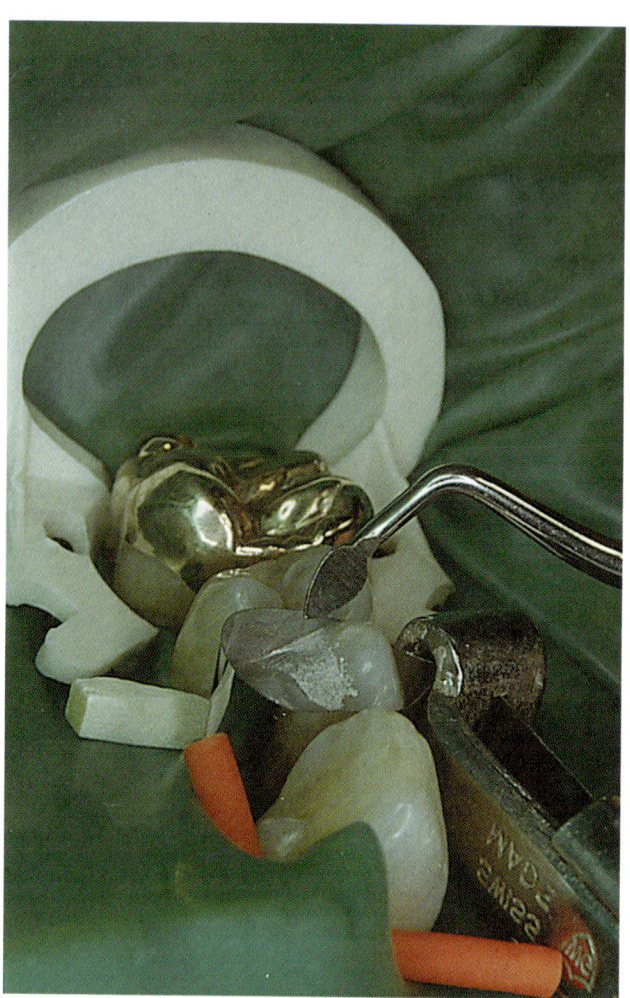

Abb. 20
Ausarbeitung: Schnitzen des okklusalen Anteils mit einem Cleoid-Instrument.

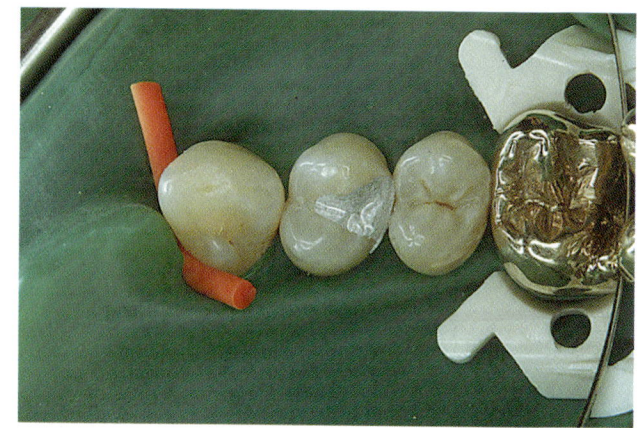

Abb. 21
Kontrolle nach Entfernen der Matrize: Materialüberschuss an der palatinal-distalen Fläche.

Verarbeitungseigenschaften 3.2

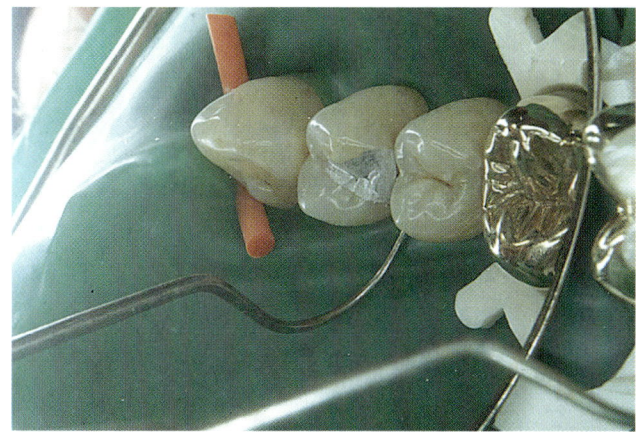

Abb. 22
Entfernen des Überschusses mittels Sonde.

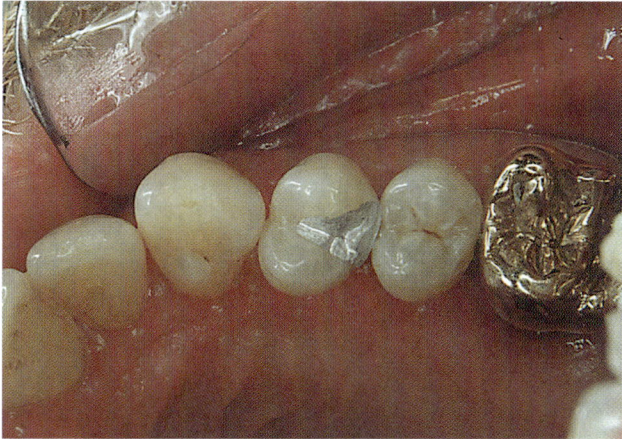

Abb. 23
Zustand nach Entfernen des Kofferdams.

3 Werkstoffkundliche Grundlagen

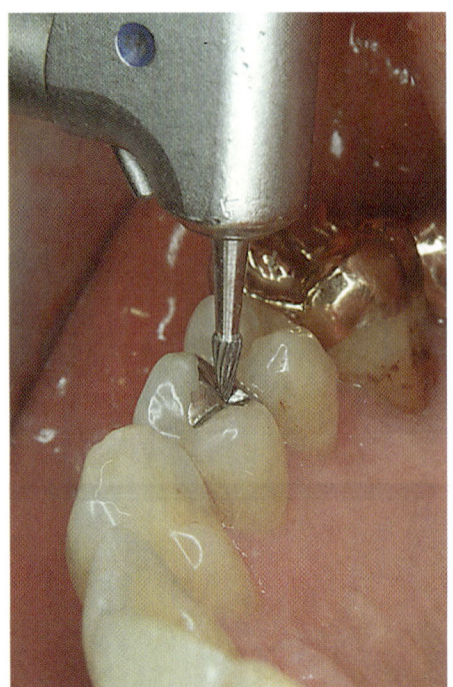
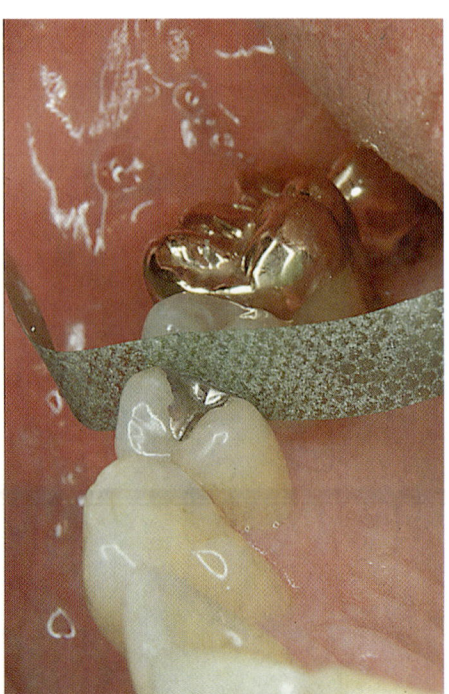
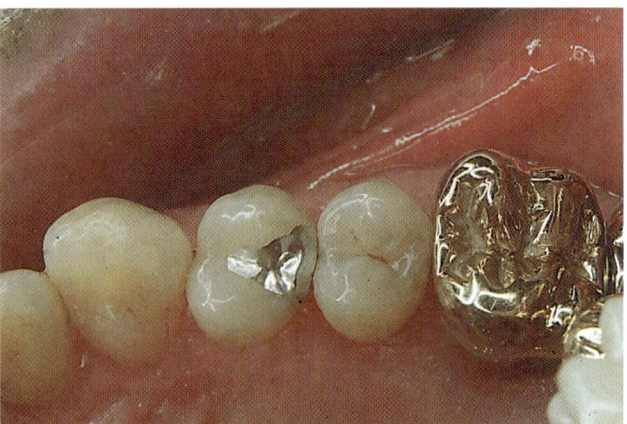

Abb. 24
Politur: Die Politur erfolgt aus werkstoffkundlichen Gründen frühestens 24 Std. nach Legen der Füllung.

Abb. 25
Glättung des approximalen Kavitätenanteils mittels Sandpapierstreifen; bei ausreichendem Zugang kann dieser Anteil auch mittels EVA-System poliert werden.

Abb. 26
Fertige Restauration.

4 Darreichungsform

Die Vorlegierungen werden in loser Pulverform, vordosiert in Einmalkapseln oder in Tablettenform für wiederverwendbare Kapseln angeboten. Bei Verwendung der Pulverform in mechanischen Triturationsgeräten wie den Amalgamatoren besteht bei HCD-Amalgamen die Möglichkeit der Sedimentation einzelner Vorlegierungspartikel mit der Folge einer nicht einheitlichen Konsistenz des Amalgams und die Gefahr der Oxidation insbesondere der eutektischen Silber-Kupfer-Partikel mit der Folge der Entstehung eines minderwertigen Amalgams.

Die Verarbeitung von Vorlegierungspulvern in Tablettenform und die Verwendung von Amalgamatoren bedingt ein vergleichsweise hohes Risiko der Kontamination der Praxisräumlichkeiten mit Quecksilberdämpfen [24].

Aber auch die sich aus Gründen der Arbeitshygiene und aufgrund werkstoffkundlicher Erfordernisse heute weitestgehend durchgesetzte Verwendung vordosierter Einmalkapseln stellt keinen absoluten Schutz vor einer erhöhten Quecksilberbelastung dar, da viele der auf dem Markt angebotenen Systeme keine ausreichende Dichtigkeit aufweisen [25].

Kapselsysteme gewährleisten stets gleiche Verarbeitungseigenschaften des verwendeten Amalgams, ziehen aber auch die Notwendigkeit einer gesonderten Entsorgung der Kapseln nach sich.

4.1 Trituration

Unter dem Begriff *Trituration* versteht man das Vermengen der Vorlegierungspartikel mit Quecksilber. Während des Triturationsvorganges löst das Quecksilber die Oberfläche der Vorlegierungspartikel an und bildet mit den frei werdenden Bestandteilen neue Phasen.

Bis in die vierziger Jahre des zwanzigsten Jahrhunderts erfolgte die Trituration manuell unter Zuhilfenahme eines Mörsers und Pistills. Die heute nur noch maschinell durchgeführte Trituration erfolgt innerhalb weniger Sekunden. Da die Schmelzpunkte der neuen Phasen oberhalb der Mundtemperatur liegen, erhärtet die zunächst plastische Masse.

Dabei braucht sich der Quecksilber-Anteil auf. Eine mangelhafte Trituration, wie sie bei rein manuellem Vermengen von Vorlegierung und Quecksilber vorliegt, lässt ein schnell abbindendes Amalgam mit hohem Expansionswert entstehen. Über die Dauer der Trituration ist die Expansion zu steuern. Die mechanischen Eigenschaften des entstehenden Amalgams werden des Weiteren auch durch die Intensität, Tourenzahl und Schwingungsfigur des Amalgamators beeinflusst. Das Verhältnis von Vorlegierungspulver und Quecksilber ist bei der Verwendung von Kapselsystemen fest vorgegeben. Damit erübrigt sich eine Beschäftigung mit den früher auf das Mischungsverhältnis bezogenen Kondensationstechniken („conventional technique", „Eames-technique", „wet technique").

4.2 Applikation

Die *Applikation*, also die Übertragung der triturierten Masse in die Kavität, erfolgt unter relativer oder besser noch unter absoluter Trockenlegung [26]. Eine Feuchtigkeitkontamination bedingt die Entstehung von Randspalten, eine Verringerung der Druckfestigkeit und eine übermäßige Expansion als sogenannte „Spätexpansion". Die Trocknung einer einmal feuchten Amalgamschicht ist nicht mehr möglich, da sich die Feuchtigkeit zwischen die Legierungspartikel setzt (Abb. 27 bis 44).

Die Aufnahme der triturierten Masse erfolgt unter Verwendung von Amalgambrunnen, die den früher üblichen „Gummiknetern" wegen eines eventuellen Partikelabriebs vorzuziehen sind. „Amalgampistolen" mit auswechselbaren Applikationsspitzen sind aus Gründen der Arbeitshygiene heute als Stand der Technik anzusehen.

Applikation   4.2

Abb. 27 bis 44
Herstellungsablauf für eine Amalgamfüllung: Aus Gründen der Prozesssicherheit erfolgt die Applikation, Kondensation und Ausarbeitung unter absoluter Trockenlegung.

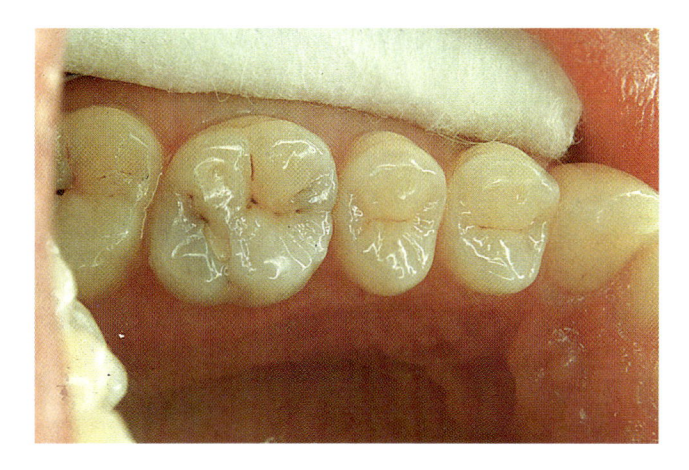

Abb. 27
Ausgangssituation.

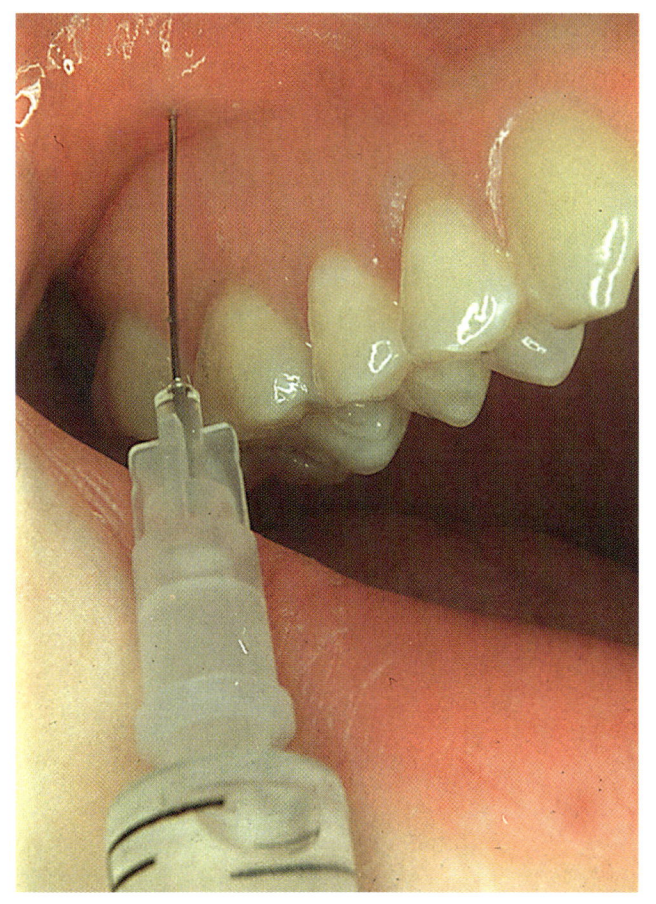

Abb. 28
Terminale Anästhesie.

4 Darreichungsform

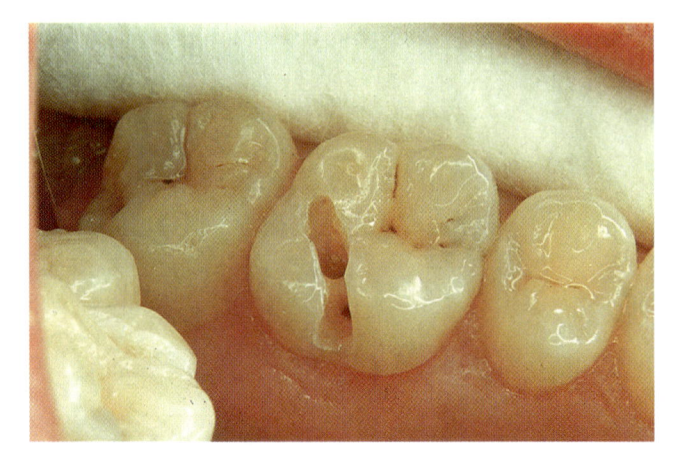

Abb. 29
Eröffnung des palatinalen und des distal der Crista transversa gelegenen okklusalen Defekts, Exkavation.

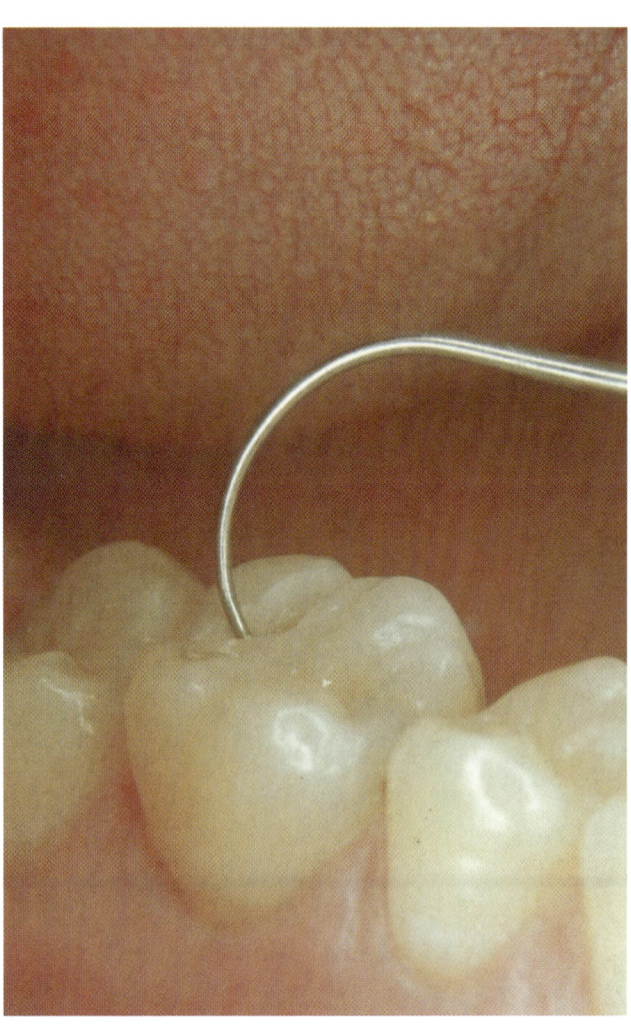

Abb. 30
Sondenkontrolle der Dentinhärte.

Applikation 4.2

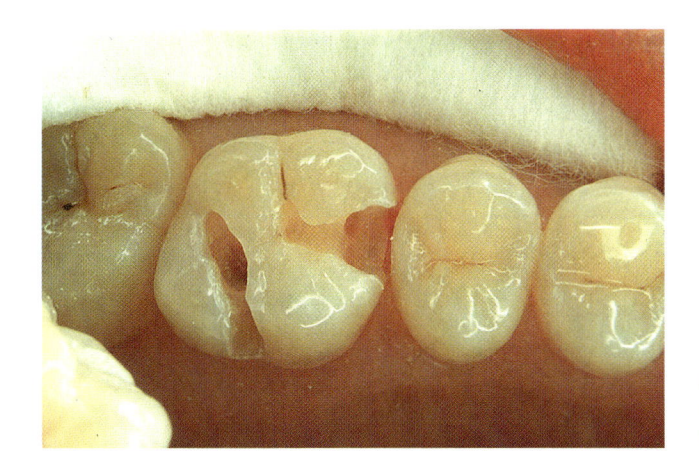

Abb. 31
Eröffnung des mesialen Defekts und Exkavation.

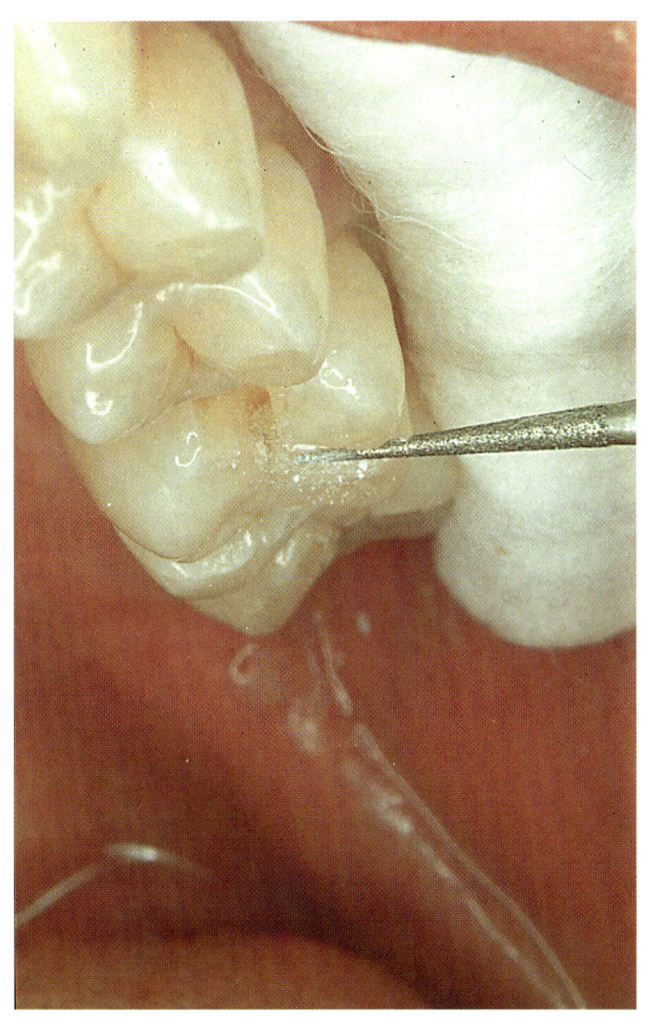

Abb. 32
Verschleifen der Schmelzkaries in der bukkalen Fissur. Durch die Umgestaltung in eine U-förmige Rinne ist die fehlerfreie Adaptation der späteren Füllung gewährleistet.

29

4 Darreichungsform

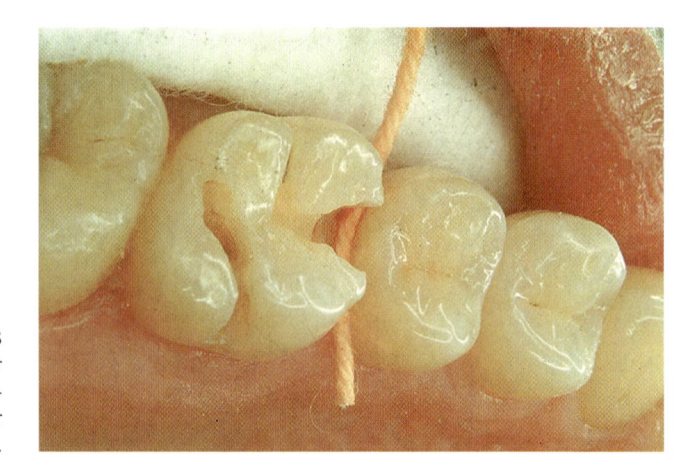

Abb. 33
Legen eines Fadens zur Verdrängung der Interdentalpapille als Vorbereitung der nachfolgenden Arbeitsgänge.

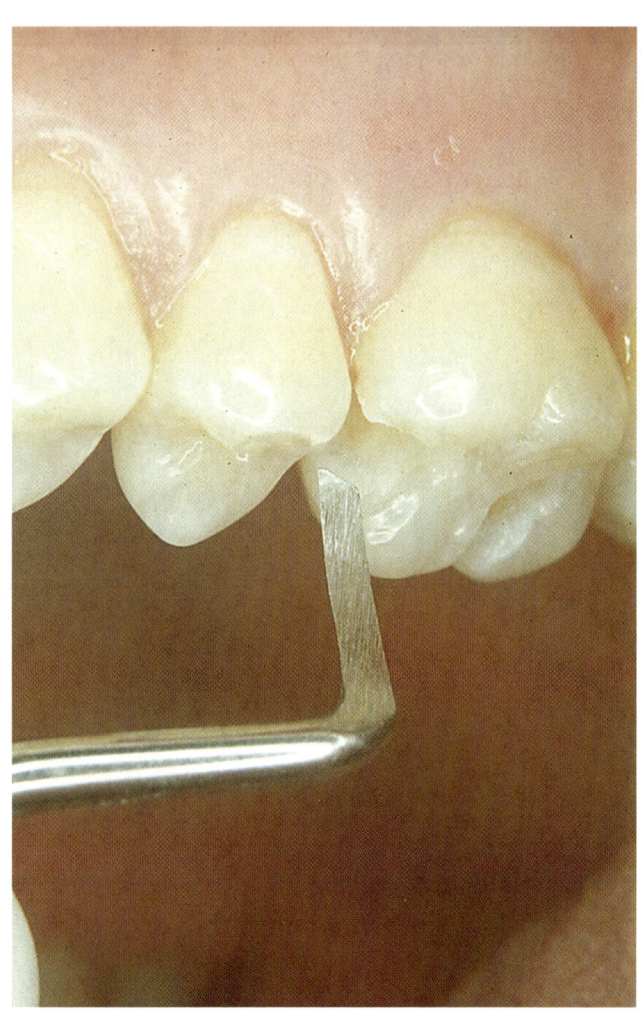

Abb. 34
Schneiden der approximalzervikalen Schmelzkante mittels Gingivalrandschräger.

Applikation 4.2

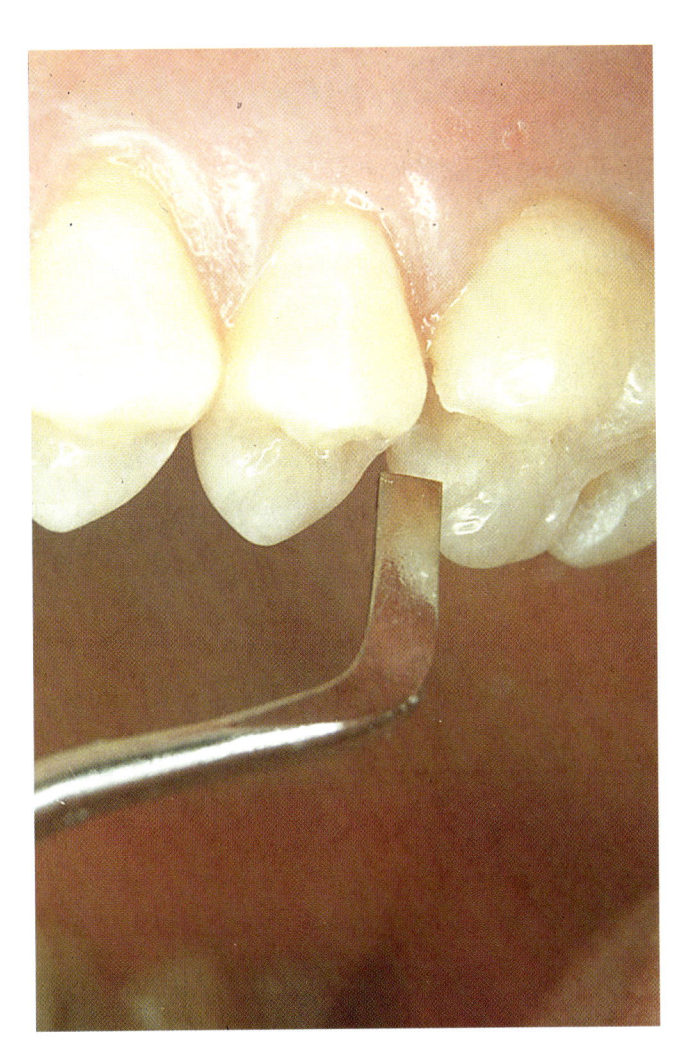

Abb. 35
Schneiden der vertikalen Schmelzränder des approximalen Kastens mittels Haue.

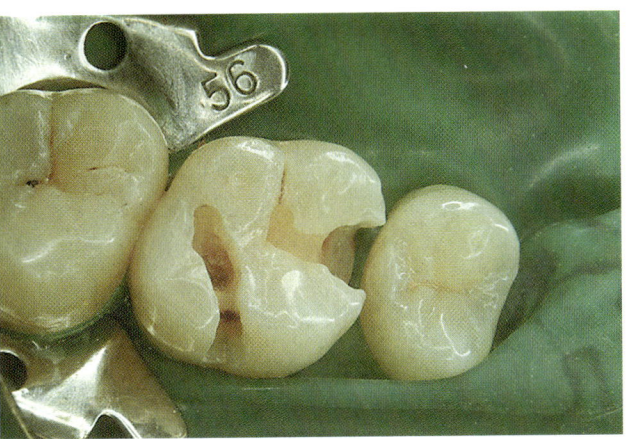

Abb. 36
Situation nach Kofferdamisolierung.

31

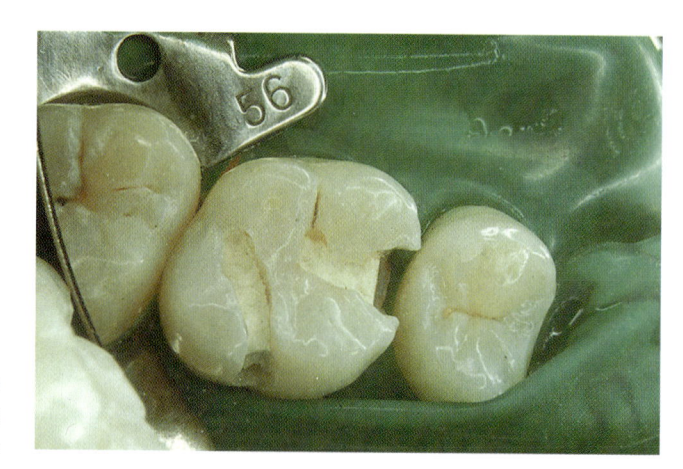

Abb. 37
Unterfüllung mit Phosphatzement.

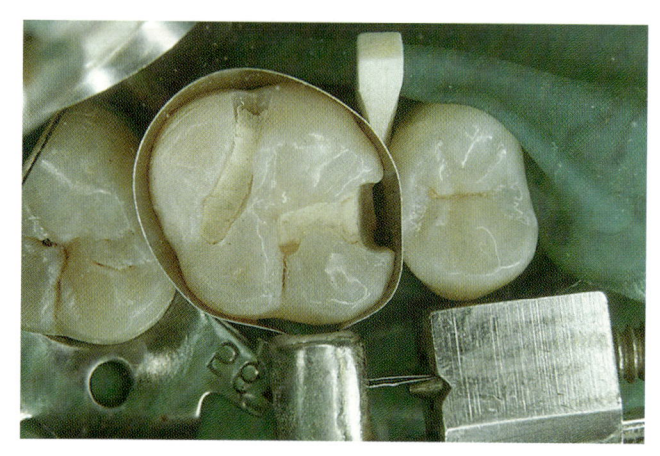

Abb. 38
Verkeilte Matrize für den approximalen Kasten.

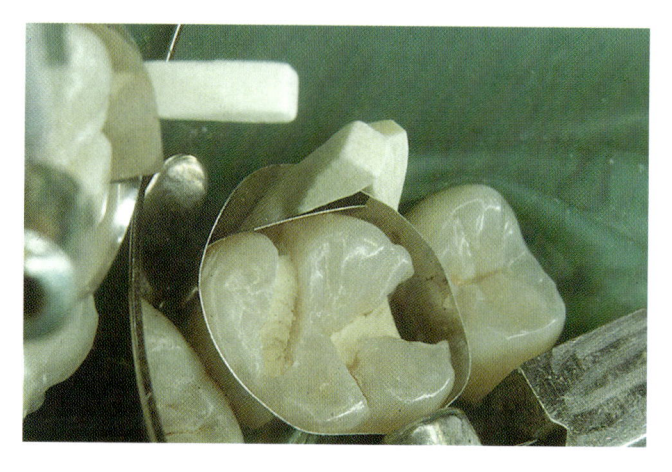

Abb. 39
Individuelle, verkeilte Matrize für den palatinalen Kasten.

Applikation 4.2

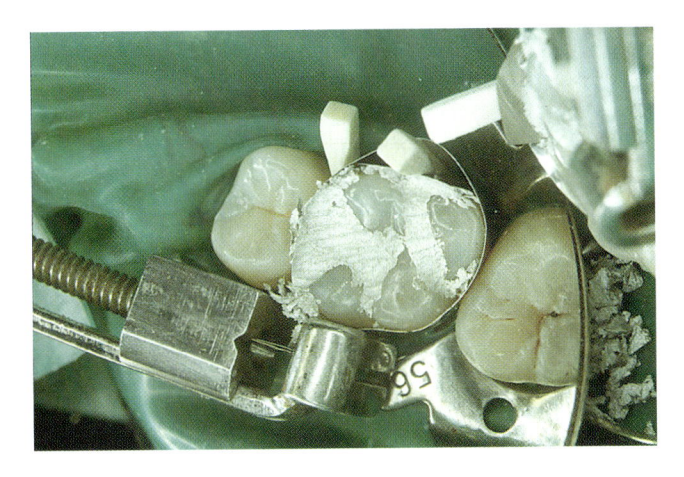

Abb. 40
Situation nach Kondensation.

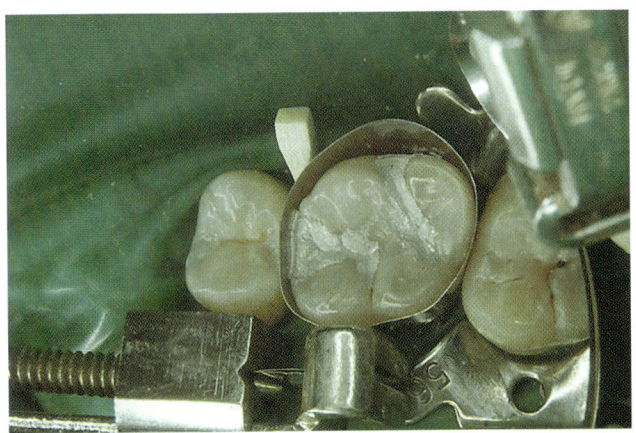

Abb. 41
Füllungsoberfläche vorgeformt.

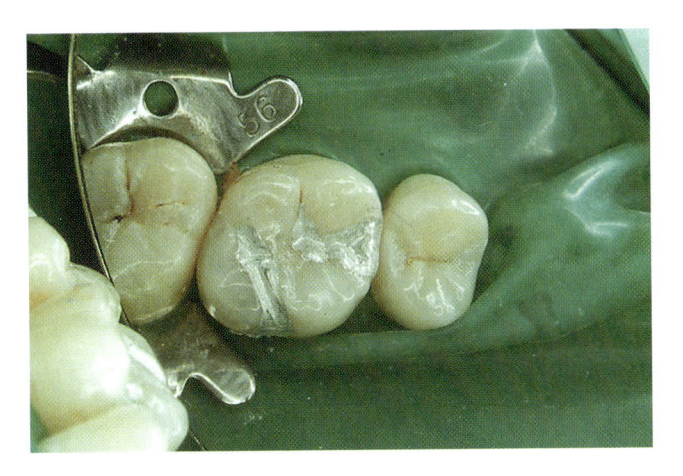

Abb. 42
Situation nach Schnitzen und Entfernen der Matrize.

4 Darreichungsform

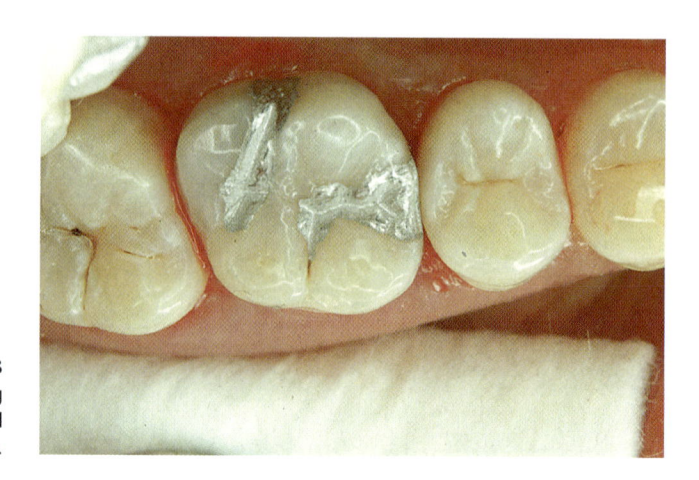

Abb. 43
Situation nach Entfernung des Kofferdams und Okklusionskontrolle.

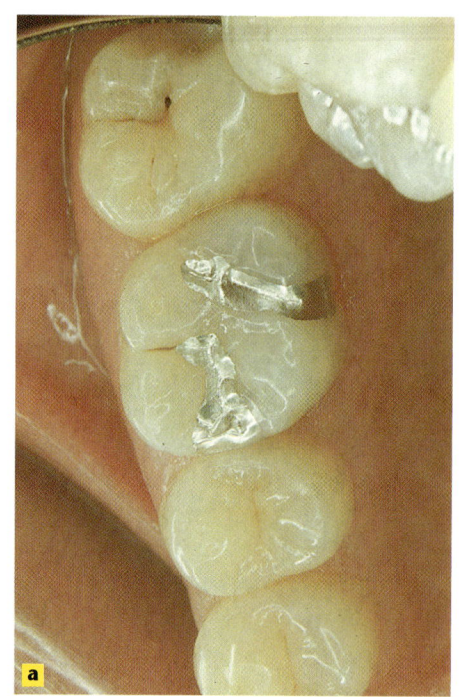

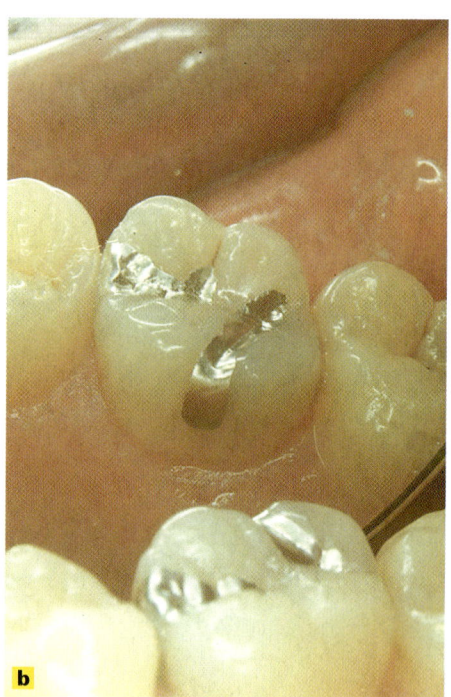

Abb. 44a u. b
Fertig polierte Restauration: okklusale (a) und palatinale (b) Ansicht.

4.3 Kondensation

Obgleich der Begriff „Stopfen" diesen Arbeitsgang korrekter beschreiben würde, ist trotzdem der Terminus *Kondensation* für die Verdichtung des in die Kavität überführten Amalgams gebräuchlicher. Die Kondensation erfolgt manuell oder maschinell (*Bergendal, Kavo-Intra-Amalgamkondensatorkopf 66 GD*). Wichtig bei der Kondensation ist die sukzessive Applikation, die richtige Wahl der Kondensationsinstrumente, die Anwendung ausreichender Stopfdrücke und die okklusale Überstopfung.

Durch die hohe Oberflächenspannung, die auf das Quecksilber – das selbst eine siebenmal höhere Oberflächenspannung als Wasser hat – zurückzuführen ist, kann Amalgam nur schwer in feine, winkelige Kavitätenstrukturen adaptiert werden. Die Verwendung zu niedriger Stopfdrücke respektive falscher Instrumente lässt aufgrund dieses *„spheroiding-Effektes"* hohlkehlförmige Leerräume im Bereich von Kavitätenlinien und -winkel entstehen. Je nach Legierungstyp sollten die Stopfdrücke zwischen 0,5 und 3,0 N/mm² liegen. Die okklusale Überstopfung dient bei heutigen Amalgamen als Hilfe für eine ausreichende Kondensation derjenigen Schicht, die später die Füllungsoberfläche bildet (Abb. 40 u. 41). Bei älteren Amalgamen, die mit einem Überschuss an Quecksilber trituriert wurden, bildete sie den zu entfernenden hochquecksilberhaltigen Überschuss.

Maschinelle Kondensatoren arbeiten nach dem Hammerschlagprinzip, nach dem Vibrationsprinzip oder nach dem Ultraschallprinzip. Vergleichende Untersuchungen zur Güte manueller und maschineller Kondensationsverfahren konnten letztendlich keine Überlegenheit einer der Methoden aufzeigen [27]. Als Vorteile der maschinellen gegenüber der manuellen Methode gelten der gleichmäßigere Stopfdruck und die dadurch gewährleistete homogene Struktur des späteren Füllungskörpers [28]. Als Nachteil ist die größere Gefahr von Verletzungen des Schmelzes am Kavitätenrand zu sehen.

Eine ungenügende Kondensation führt weiterhin zu Porositäten im Füllungskörper und zu Fehlstellen an der Grenzfläche zur Kavitätenwandung [29]. Während HCD-Amalgame sich gut kondensieren lassen, neigen HCSC-Amalgame dazu, dem Stopfdruck auszuweichen. Trotzdem werden aufgrund werkstoffkundlicher Gegebenheiten bei diesen Präparaten nicht mehr Porositäten oder Fehlstellen beobachtet.

Trotz ihrer teilweise sehr unterschiedlichen metallurgischen Zusammensetzung weisen die Amalgame weitestgehend vergleichbare Verarbeitungs- und Abbindezeiten auf.

Die *Verarbeitungszeit* (condensation time), definiert als die Zeitspanne zwischen Triturationsbeginn und Abschluss des Stopfvorganges, liegt zwischen drei und vier Minuten. Die *Abbindezeit* (carving time), d.h. die zum Schnitzen der Füllung zur Verfügung stehende Zeit, beträgt bei Amalgamen splitterförmiger und sphäroidaler Vorlegierungspulver ca. acht Minuten, bei Amalgamen kugelförmiger Vorlegierungspulver ca. sieben Minuten. Die Abbindezeit gemischter Vorlegierungspulver kann zwischen sieben und 14 Minuten betragen. Die zur Ausarbeitung zur Verfügung stehende Zeit schwankt gerade bei der letzteren Gruppe je nach Produkt erheblich [30].

5 Ausarbeitung

5.1 Schnitzen (Carving) und Brünieren (Burnishing)

Zur Vermeidung positiver bzw. negativer Stufen erfolgt die Randbearbeitung zur Entfernung von Füllungsüberschüssen bei der frisch gelegten Füllung mit einem sowohl auf der Füllung als auch dem Schmelz geführten scharfen Instrument [31]. Die wohl am häufigsten eingesetzten Schnitzinstrumente sind die Cleoid/Discoid-Formen.

Das *Schnitzen* ist nur während eines kurzen Zeitintervalls möglich. Zu früh bearbeitet, wird das Amalgam von den Kavitätenwandungen geschoben, durch zu späte Bearbeitung entstehen Kerbspannungen im Material, die später zu Rissen und Brüchen führen können. Beim Schnitzen sind die anatomischen Konturen des Zahnes nachzuvollziehen [32].

Beim Schnitzen wird das Kauflächenrelief des natürlichen Zahnes abgeschwächt rekonstruiert (Abb. 42). Am wichtigsten stellt sich aufgrund ihrer funktionellen Bedeutung die Rekonstruktion der Randleisten dar. Das Schnitzen extrem tiefer und scharfkantig ineinander übergehender Fissuren kann bei Belastung über Kerbspannungen zur Fraktur der Füllung führen [33].

Das *Brünieren* erfolgt am schon weiter erhärteten Material. Es soll der besseren Randadaptation, der mechanischen Glättung und damit der Reduzierung der Korrosionsanfälligkeit dienen. Da durch die mechanische Irritation der aushärtenden Legierung das Legierungsgefüge auch negativ beeinflusst werden kann, ist der Wert des Brünierens umstritten.

5.2 Okklusionskontrolle

Die sich dem Schnitzen anschließende Okklusionskontrolle birgt die Gefahr einer Rissbildung bzw. einer Fraktur des Füllungskörpers (Abb. 43). Die Okklusionskontrolle wird unter normalen klinischen Bedingungen ca. 20 Minuten nach Trituration erfolgen. Zu diesem Zeitpunkt leistet die Füllung okklusal einwirkenden Druckkräften zwischen 20 und 25 MPa einen ausreichenden Widerstand. Die initiale Härte von HCSC-Amalgamen ist höher als die von HCD-Präparaten. Die Okklusionskontrolle erfolgt vorzugsweise mit farbzeichnenden Folien zur Lokalisation von Vorkontakten.

Nach Abschluss der Restauration sollte der Patient darauf hingewiesen werden, dass er in den ersten acht Stunden möglichst keine harten Speisen mit der Füllung zerbeißt, da erst nach Ablauf dieser Zeit das Legierungsgefüge mit ca. 70% seiner Endhärte den physiologischen Kaukräften einen genügenden Widerstand leistet.

5.3 Politur

Die Politur dient der Oberflächenveredelung und der Reduzierung von Rauhigkeiten [34]. Ersteres dient direkt und Letzteres indirekt über die Vermeidung von Plaqueanlagerungen dem Schutz der Füllungsoberfläche vor der allfälligen Korrosion [35, 36, 37]. Amalgame sphärischer und sphäroidaler Vorlegierungspulver weisen die geringste Korrosionstendenz auf. Des Weiteren wird durch eine sachgerechte Politur die Randständigkeit der Amalgamfüllung verbessert [38].

Zur Vermeidung der nachträglichen Entstehung von γ_2-Phase-haltigen Arealen an der Oberfläche sollte die Politur frühestens nach 24 Stunden erfolgen. Die verwendeten Methoden und Instrumente zur Politur sind mannigfaltig, in ihren Resultaten aber vergleichbar. Insofern ist den einfachen Verfahren, die besonders für die Routinepraxis geeigneten sind, der Vorzug zu geben [39]. Durch eine ausreichende Kühlung wird bei der Politur eine Erwärmung der polierten Oberfläche und damit die Freisetzung von Quecksilber während dieses Arbeitsganges vermieden (Abb. 44a u. b).

In Ermangelung entsprechender klinisch kontrollierter Studien ist der Einfluss der Politur auf die Funktionszeit von Amalgamfüllungen nicht nachgewiesen.

6 Zeitaufwand

Angesichts der mit dem Zeitaufwand verbundenen Frage der Kosten einer Füllungstherapie mit Amalgam verwundert es, dass in der Literatur nur wenige Studien zu diesem Themenkomplex vorliegen. Prinzipiell können als Faktoren für den Zeitaufwand einer Restauration die allgemeine und materialspezifische Erfahrung des Behandlers, die Größe des Defekts, der Zugang zur Kavität und werkstoffkundliche Eigenschaften (normal- oder schnellabbindende Darreichungsformen) des verwendeten Füllungsmaterials eingehen. Auch die prozentuale Verteilung auf die einzelnen Arbeitsschritte und die absoluten Zeitangaben schwanken aufgrund unterschiedlicher Erhebungsmethoden je nach Untersuchung erheblich. So entfällt nach *Ackerboom* et al. bei einer Amalgamfüllung auf die Kavitätengestaltung 26%, das Legen der Matrize 8%, die Kondensation 11%, das Schnitzen 37% und die Politur 18% des Gesamtzeitaufwandes [40]. *Advokaat* et al. gab für zweiflächige Füllungen einen durchschnittlichen Zeitaufwand von 24 min, für dreiflächige Füllungen von 30 min an [41]. Die Angaben von *Plasmans* und *Van't Hofs* für den Zeitaufwand für umfangreiche Amalgamfüllungen liegen bei bis zu 57 min [42]. Die von *Barbakow* et al. publizierten Angaben liegen bei 32 min für einflächige, bei 38 bis 40 min (Prämolar-Molar) für zweiflächige und bei 45 bis 50 min für dreiflächige Füllungen. Bei Ersatz eines Höckers wurden für die Restauration von Prämolaren 51 min und von Molaren 65 min als durchschnittliche Behandlungszeiten angegeben [43].

Im Vergleich zu alternativen Füllungsmaterialien ist die Amalgamfüllung in etwa gleich zeitaufwendig [44, 45].

7 Kavitäten-präparation

Die Kavitätenpräparation dient neben der Entfernung der kariösen Massen („Exkavieren") der materialspezifischen Gestaltung der Kavität zur Aufnahme eines plastischen/nichtplastischen Füllungsmaterials. Das Prinzip *Blacks* „extension for prevention" (1908), das fehlverstanden zur Legitimation substanzkonsumierender Präparationsformen missbraucht wurde, ist heute einer möglichst grazilen Kavitätengestaltung gewichen („constriction with conviction") [46].

Als Besonderheiten bei der Präparation für eine Amalgamfüllung sind die unterschnittige Präparation durch nach okklusal gerichtete Konvergenz der Kavitätenwände, eine Abrundung aller durch das Aneinanderstoßen von Flächen entstehenden Übergänge (Zweiflächenwinkel, Dreiflächenwinkel) und die Einhaltung bestimmter Mindestpräparationstiefen genannt [47, 48].

Um Randfrakturen und damit das Auftreten von Randspalten zu vermeiden, sind unterminierte Schmelzbereiche entweder durch Abtragen des Schmelzüberhangs zu beseitigen oder durch Ausblocken der unterminierten Zonen mittels Zement auszugleichen. Im Bereich okklusionstragender Kontakte, wie bei dem vollständigen Ersatz eines Höckers, benötigt Amalgam eine Mindestschichtdicke von drei Millimetern.

Probleme ergeben sich häufig bei zwei getrennt liegenden Kavitäten an einem Zahn bzgl. der Entscheidung, ob man diese getrennt zu lassen oder zu verbinden hat. Entscheidungskriterium ist die Konvergenz oder Divergenz der Wandungen zur zwischenliegenden Zahnsubstanz. Divergieren die Wandungen nach okklusal, ist die Schmelzbrücke zu entfernen. Die Ausdehnung der Präparation wird durch die Größe des kariösen Defekts, die individuelle Kronenmorphologie und die Neigung der „Kavitätenachse" durch die Richtung der Kronenachse bestimmt. Fehler in Form einer übermäßigen Divergenz von Kronen- und Kavitätenachse werden am häufigsten an unteren Prämolaren gemacht.

Die Präparationsform okklusaler Kavitäten der Klasse I erfordert eine Konvergenz der vestibulären und oralen Kavitätenwandung. Zum Erhalt der Stabilität der approximalen Randleiste wird die Kavität in mesio-distaler Richtung nach okklusal divergierend gestaltet. Der die approximale Randleiste stützende Dentinunterbau sollte möglichst geschont werden.

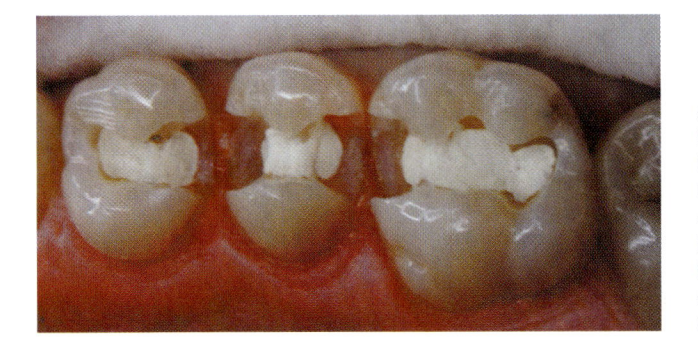

Abb. 45
Kavitäten der Klasse II nach Präparation und Legen der Unterfüllung: Die freiliegenden Dentinflächen des Kavitätenbodens fangen bei größeren Füllungen den elastischen Anteil der Verformung der Deckfüllung auf.

Wenn die Ausdehnung des kariösen Defektes es zulässt, sollte die approximale Begrenzung von Kavitäten der Klasse II möglichst supragingival zu liegen kommen (Abb. 45). Entgegen früheren Vorstellungen einer Übertragbarkeit der Retention des okklusalen auf den approximalen Kasten wird heute eine Eigenretention aller Füllungsanteile gefordert. Dies macht die klassische „Schwalbenschwanzpräparation" aus heutiger Sicht obsolet. Die Eigenretention wird durch das Abschrägen der gingivalen Stufe in Richtung Zahn („gingivale Verriegelung") und durch das Anlegen von Retentionsrillen (parallel zur Schmelzdentingrenze, nach okklusal zunehmend flacher werdend) verbessert. Approximale Substanzverluste, die Kavitätenformen bedingen, die einer Präparation nach Scheibenschliffen ähneln, schließen eine Versorgung mit Amalgam aus. Die axiopulpale Kante sollte im Bereich der Unterfüllung abgeschrägt werden. Die axiale Wandung des approximalen Kastens wird bei supragingivaler/gingivaler Lage der Stufe parallel zur Zahnachse, bei subgingivaler Lage parallel zur – imaginären – approximalen Zahnoberfläche gestaltet. Ansonsten besteht die Gefahr der Eröffnung des Pulpakavums.

Bei der Gestaltung des approximalen Kavitätenanteils kommt es in bis zu 95% der Fälle zur Verletzung des Nachbarzahnes [49, 50]. Da der im Approximalraum verletzte Schmelz per se ein höheres Kariesrisiko trägt, ist als Routinemaßnahme für den Schutz der gegenüberliegenden Approximalfläche mittels Matrizen oder anderer Hilfsmittel Sorge zu tragen [51].

Der Übergang zwischen Kavitätenwandung und umgebender Schmelzoberfläche wird im okklusalen Anteil der Kavität zumindest rechtwinklig zur angeschnittenen Schmelzoberfläche gestaltet. Vorteilhafter ist ein Winkel von 100 Grad, wobei die Enden der Schmelzprismen durch einen Schrägschnitt gekürzt werden („*full bevel*"-Präparation) [52].

Die Kavitätentiefe ergibt sich aus der Dicke des Schmelzmantels zuzüglich eines Millimeters der Dentinsubstanz. Dadurch ist bei der überwiegenden Zahl der Füllungslagen die für Amalgam erforderliche Mindestschichtdicke gewährleistet. Bei flacheren Kavitäten ist die Indikation der Amalgamfüllung zugunsten der erweiterten Fissurenversiegelung bzw. der Goldhämmerfüllung zu überdenken. Mit zunehmender Breite und Tiefe einer Kavität werden wegen der stetigen Abnahme des Zahndurchmessers die Schmelzwände überproportional geschwächt. Insofern wird die Indikation mit zunehmender Größe der Kavität zugunsten einer Versorgung mit gegossenen Restaurationen zu überdenken sein.

Die Präparation wird mit dem Finieren der Kavitätenwandungen und einem Brechen der marginalen Schmelzkanten mit Handinstrumenten (*„margin trimmers"*) abgeschlossen (Abb. 34 u. 35). Hinsichtlich der Besonderheiten der Präparationformen bzw. den Idealformen wird auf die umfangreiche Standardliteratur zu diesem Thema verwiesen [53, 54, 55].

8 Retentionsmechanismen der Amalgamfüllung

In der Literatur wird die unterschnittige, d.h. nach koronal konvergierende Gestaltung der Kavitätenwandungen und die sekundäre Presspassung durch Expansion als hauptsächlich für die Retention der Amalgamfüllung angegeben. Diese beiden Retentionsmechanismen werden bei idealer Kavitätengestaltung überwiegen. Weicht die Kavitätengestaltung von der Idealform ab, so kann die Retention aber noch über weitere Mechanismen vermittelt werden.

Die Kavität wird immer auch zueinander parallele bzw. divergierende Wandungen aufweisen. Dies kann auf eine mangelhafte Präparationsformgestaltung zurückzuführen sein, kann aber auch der Intention einer Schonung beispielsweise der Randleisten entspringen. Bei Verwendung von Amalgamen, die während der Abbindereaktion expandieren, kommt es auch bei Parallelität der Wandungen über den Mechanismus der Friktionshaftung zu einer Retention des Füllungskörpers. Selbst bei Divergenz der Kavitätenwandungen ist noch eine Retention über eine Reibungshaftung denkbar. Bei mehrflächigen Kavitäten ist eine zusätzliche Retention der Füllung durch die voneinander abweichenden Achsen der approximalen Kästen untereinander oder von der Achse des okklusalen Kastens möglich. Dabei kommt es zu mehr oder minder ausgeprägten Verkeilungseffekten.

Neben der Möglichkeit, die Neigung korrespondierender Wandungen zur Retentionsgewinnung auszunutzen oder Unterschnitte in gesunde Dentinbereiche zu präparieren kann bei umfangreicher Zerstörung des Zahnes unter Verlust eines Höckers die Notwendigkeit einer zusätzlichen Verankerung einer Amalgamfüllung gegeben sein. Dies ist mit sog. „parapulpären Stiften" bzw. Nuten und Rillen möglich (Abb. 46a u. b). Für die parapulpäre Stiftverankerung werden einzementierbare Stifte, Stifte mit Reibungshaftung und Gewindestifte verwendet. Parapulpäre Stifte führen aber immer auch zu einer Herabsetzung der Druck-, Biege- und Zugfestigkeit der Füllung. Selbstschneidende Stiftsysteme haben die größte Retentionskraft. Die optimale Tiefe für selbstschneidende Stifte beträgt 2–3 mm, für zementierte Stifte

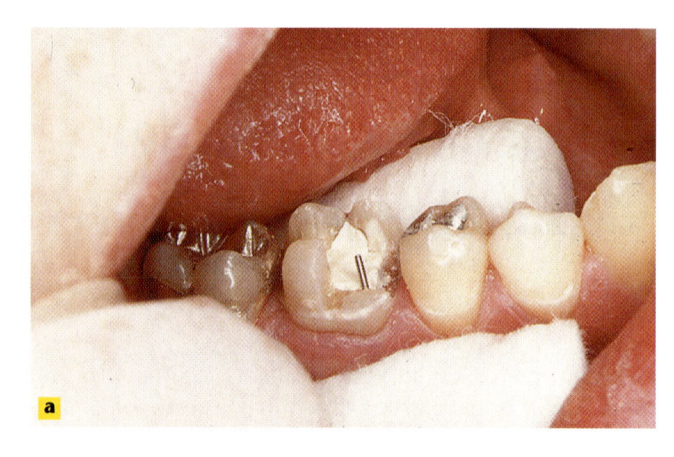

Abb. 46a u. b
Amalgamaufbau mit Stiftverankerung: Die Amalgamfüllung stellt in diesem Fall nur eine Interimslösung bis zur endgültigen Abklärung der Erhaltungswürdigkeit des Zahnes nach der Resektion dar. Werden, wie in dem vorliegenden Fall, die Amalgamfüllung und die Resektion in einer Behandlungssitzung durchgeführt, ist die Mundhöhle vor der Operation peinlichst genau von versprengten Amalgamresten zu säubern.

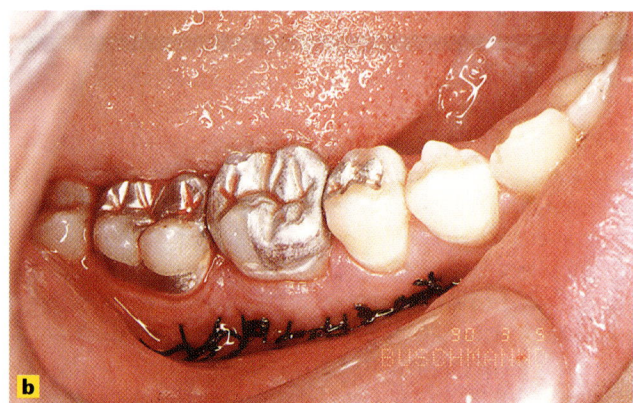

3–4 mm und für Schraubstifte 2 mm. Für eine ausreichende Haftung an der Grenzfläche Stift/Amalgam muss der Stift mindestens 2 mm in die Füllung reichen. Bei der Bohrung sollte von der Schmelz-Dentin-Grenze ein Mindestabstand von einem Millimeter eingehalten werden [56]. Der Einsatz parapulpärer Stifte ist beim jugendlichen Patienten durch die Weite des Pulpakavums, bei älteren Patienten durch die Sprödigkeit des Dentins limitiert (Abb. 47). Die durch parapulpäre Stifte auf das Dentin übertragenen Spannungen können Infraktionen und Frakturen des Zahnes Vorschub leisten [57].

Dem Einsatz parapulpärer Stifte wird heute die Präparation von Nuten und Rillen vorgezogen. Dies geschieht am einfachsten mittels birnenförmiger Hartmetallfräser. Aufgrund der geringen Scherbelastbarkeit des Amalgams ist auf ein ausgewogenes Verhältnis von Breite und Tiefe dieser Strukturen zu achten (Abb. 48a–c). Eine richtige Technik vorausgesetzt, ist das Ausmaß der Verankerung mit Nuten und Rillen der der mit parapulpären Stiften gleichwertig [58].

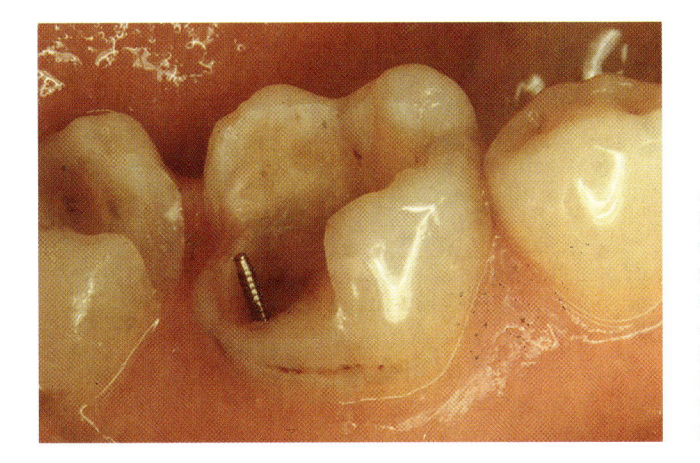

Abb. 47
Stiftverankerung an einem vitalen Zahn: Die Platzierung des Stiftes bedarf eingehender Planung. Parameter sind die Ausdehnung der Pulpa (Röntgen), das Alter des Patienten, der einwirkende Kraftvektor und die interokklusalen Platzverhältnisse.

Die ersten parapulpären Stifte ließ sich 1871 *Mack* patentieren; die Idee, umfangreiche Amalgamfüllungen durch Nuten und Rillen zu verankern, ist auf die Erstbeschreibung von *Witzel* 1899 zurückzuführen [59]. Vergleichsweise neu ist somit der Mitte der achtziger Jahre zuerst vorgebrachte Gedanke, Amalgam über ein „bonding" analog der Verwendung von Dentinadhäsiven bei der Verwendung von Composites chemisch an die Zahnhartsubstanz zu koppeln [60, 61]. Die den Dentinadhäsiven immanente Problematik der Integrität der Grenzflächen und der Biokompatibilität ließ diese Versuche aber nicht Erfolg versprechend erscheinen.

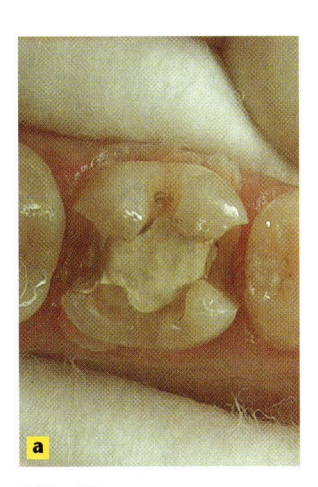

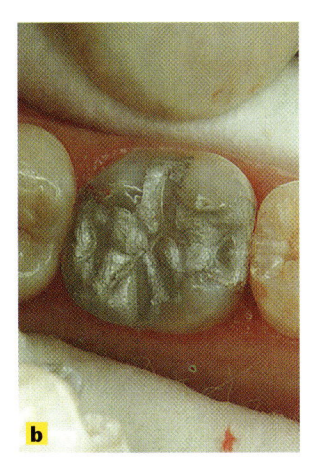

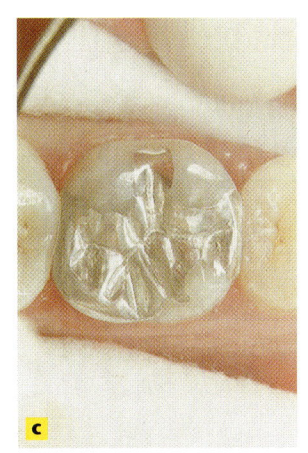

Abb. 48a–c
Verankerung einer umfangreichen Amalgamfüllung mittels Nut.
a) Retentionsnut im distolingualen Bereich des Kavitätenbodens: Ausgewogenes Verhältnis zwischen Breite und Tiefe der Nut.
b) Situation nach Kondensation und Schnitzen: Um Fehlstellen in diesem Bereich zu vermeiden, wird die Kondensation im Bereich der Nut gestartet.
c) Fertige Restauration nach Politur.

9 Unterfüllung

Die Unterfüllung dient u. a. dem Schutz der Pulpa vor chemischen, toxischen, bakteriellen und thermischen Noxen und soll außerdem – insbesondere bei Amalgamfüllungen – das Dentin und damit den gesamten Zahn vor Verfärbungen schützen. Die Unterfüllung muss eine ausreichende mechanische und chemische Beständigkeit aufweisen und biokompatibel sein.

Die Einschätzung der Notwendigkeit einer Unterfüllung orientiert sich an der Frage, ob die Pulpa mehr durch chemisch-toxische Substanzen aus dem Füllungsmaterial oder vorwiegend durch bakteriell-toxische Substanzen geschädigt wird [62]. Nach zeitweisem Überwiegen letzterer Einschätzung, die zu den Konzepten des „total bonding" führte, ist heute die Notwendigkeit einer kavitätenadäquaten Unterfüllung unbestritten.

Unterfüllungsmaterial der Wahl stellt aufgrund seiner materialtechnischen und klinischen Eigenschaften und trotz aller verarbeitungstechnischen Vorteile alternativer Materialien immer noch Phosphatzement dar.

Die thermische Leitfähigkeit des Amalgams ist um ein Zwanzigfaches höher als die von Phosphatzement und Dentin. Der E-Modul von Phosphatzement ist dem des Dentins ähnlich, seine Druckfestigkeit ist aber geringer [63]. Dies führte zu der Forderung, nicht den gesamten Kavitätenboden mit Zement abzudecken, um die Amalgamfüllung auch auf dem Dentin abzustützen.

Bezüglich der Notwendigkeit der Abdeckung des Dentins ist stets zu bedenken, dass Areale hypermineralisierten Dentins eine geringere Permeabilität aufweisen als angeschnittenes, nicht kariös verändertes Dentin.

Die klinisch zu beobachtende schlechte Dentinhaftung ist auf die relativ hohe Abbindeschrumpfung des Phosphatzements und die Feuchtigkeit des vitalen Dentins aufgrund des hydrostatischen Überdrucks in der Pulpa und den Dentintubuli zurückzuführen [64, 65, 66].

Die Biokompatibilität von Phosphatzement ist hinreichend dokumentiert. Die Gewebeschädigung durch den initial sehr niedrigen pH-Wert von ca. 2 ist reversibel [67]. Die Dimensionierung der Unterfüllung richtet sich nach den werkstoffkundlichen Erfordernissen der Deckfüllung. Damit kann die

Unterfüllung unter Amalgamfüllungen nicht einem vollständigen Dentinersatz entsprechen.

10 Matrizentechnik

Nur durch die Anwendung von Matrizen kann die Zahnform getreu dem anatomischen Vorbild und die Kaufläche in ihrer richtigen vertikalen Dimension wieder hergestellt werden. Erst durch Umfassen des Zahnes mit einer Matrize können bei gleichzeitiger approximaler Verkeilung ein genügend hoher Stopfdrucker ohne die Gefahr eines „Überpressens" des Füllungsmaterials übertragen werden [68].

Das Matrizenband sollte die Kavitätenwandung in zervikaler und koronaler Richtung überragen. Bei langen klinischen Kronen kann die Verwendung standardisierter Systeme („*Tofflemire*", „*Meba*" etc.) an ihre Grenzen stoßen. Hier helfen Systeme mit verschiedenen Bandbreiten („*Automatrix*") weiter.

Die Bandstärken liegen bei 0,04–0,05 mm. Bei kurvilinearem Verlauf der approximalen Flächen bietet sich anstatt der üblichen federharten Bänder die Verwendung bombierbarer Matrizensorten an. Sie werden mittels Konturierzangen (*Triplex*, *Benson*) in vertikaler und horizontaler Ebene vorgeformt. Es sind auch entsprechend vorgeformte Matrizenbänder verfügbar.

Matrizenspanner sollten niemals zu stark zugezurrt werden, da ansonsten Schmelzkanten abbrechen können und der Zahn für die Zeit der Füllungsapplikation verformt wird. Bei der Übertragung hoher Kräfte durch die Matrize bzw. während der Kondensation besteht die Gefahr der Entstehung von Infraktionen. Approximal-zervikal ist das Matrizenband entweder durch größenstandardisierte („colour-coded") oder durch Schnitzen individualisierte Keile zu adaptieren.

11 Indikation und Kontraindikation

Als Differentialtherapie zur Amalgamfüllung finden sich auf der einen Seite bei kleinen Defekten die erweiterte Fissurenversiegelung und auf der anderen Seite bei umfangreicher Zerstörung des Zahnes nichtplastische Restaurationen bis hin zur Teilkrone oder Krone. Der Werkstoff Amalgam konkurriert je nach Kavitätengröße, Kavitätenlage und Belastungsverhältnissen mit den Gusslegierungen, keramischen Massen, den Composites, Zementen und der Goldhämmerfüllung [69]. Bei Zähnen der ersten Dentition ist bei umfangreichen Defekten die Versorgung mit Konfektionierten Kronen („Milchzahnkronen") der Amalgamfüllung vorzuziehen. Misserfolge der Amalgamfüllungstherapie ergeben sich hauptsächlich durch eine zu weite Indikationsstellung in Bezug auf die Kavitätengröße. Durch die Einschränkung auf die γ_2-Phase-freien Amalgame wurde der Werkstoff auch auf kleiner dimensionierte Kavitäten als für γ_2-haltige Amalgame üblich begrenzt. Mit zunehmender Ausdehnung der Kavität vergrößert sich auch die Gefahr, dass der Zahn durch wechselnde Temperaturbelastungen oder mechanische Belastungen infraktioniert („dentinal crack syndrome") oder frakturiert. Der durch die höhere Festigkeit der Non-γ_2-Amalgame bedingte höhere Elastizitätmodus bewirkt, dass bei Temperaturwechsel wesentlich größere Kräfte auf die verbliebene Zahnhartsubstanz übertragen werden als bei den γ_2-Phase-haltigen Darreichungsformen.

Die Versorgung von Kavitäten der Klassen I und II stellt das klassische Indikationsspektrum der Amalgamfüllung dar. Grenzen sind gegeben durch allgemeine Kriterien wie die Breite, Tiefe, Form und Lage der Kavität sowie durch spezifische Kriterien (Abb. 49 u. 50a u. b). So ist der Einsatz plasti-

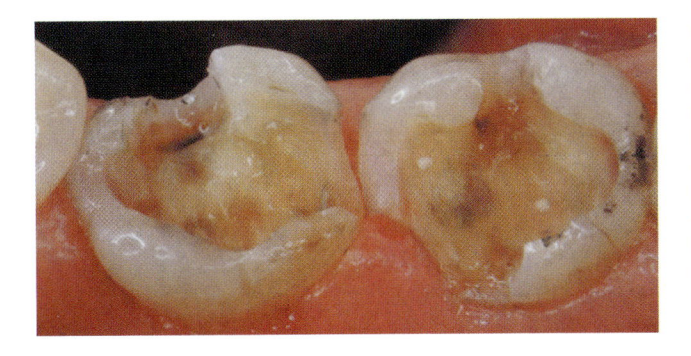

Abb. 49
Kavitäten, die aufgrund ihrer Ausdehnung nicht mehr mit Amalgam versorgt werden können: Wird im Laufe der Rerestauration von Zähnen die Indikation von Amalgamfüllungen überspannt, besteht die Gefahr, dass durch den Verlust des Dentinkörpers diese Zähne – ohne endodontische Vorbehandlung oder chirurgische Kronenverlängerung – auch für gegossene Restaurationen nicht mehr geeignet sind.

11 Indikation und Kontraindikation

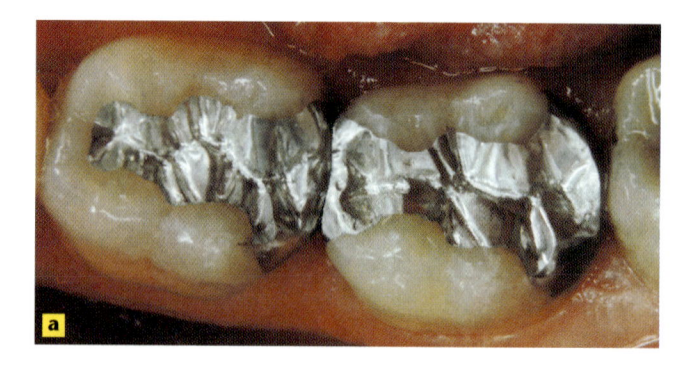

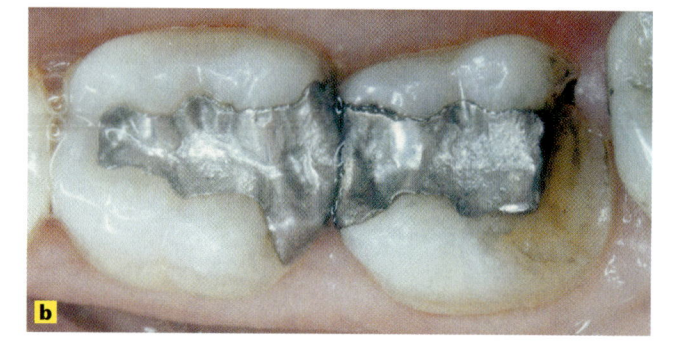

Abb. 50a u. b
Aus ökonomischen Gründen überspannte Indikationsstellung (a) und Zustand nach fünf Jahren (b).

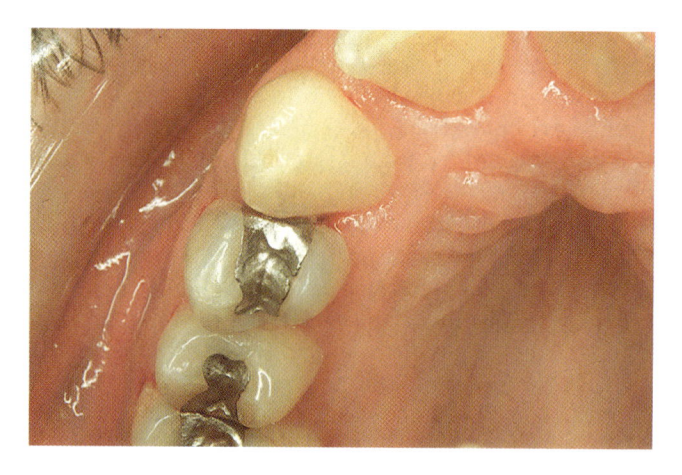

Abb. 51
Facette auf der mesialen Randleiste eines oberen ersten Prämolaren als Ausdruck einer retralen Führung über diese Fläche.

scher Füllungsmaterialien im Bereich von Führungsflächen, wie sie die mesiale Randleiste oberer erster Prämolaren bei Angle-Klasse-I-Verzahnung darstellt, kritisch zu sehen (Abb. 51 u. 52). Obgleich durch klinisch kontrollierte Studien für dieses Indikationsgebiet abgesichert, ist der Einsatz von Amalgam als Füllungsmaterial für Kavitäten der Klasse III (distal-palatinale Kavitäten oberer Eckzähne) und der Klasse V bzw. Kavitäten der Wurzeloberfläche durch die Richtlinien des BIAM nicht gestützt (Abb. 53).

Indikation und Kontraindikation

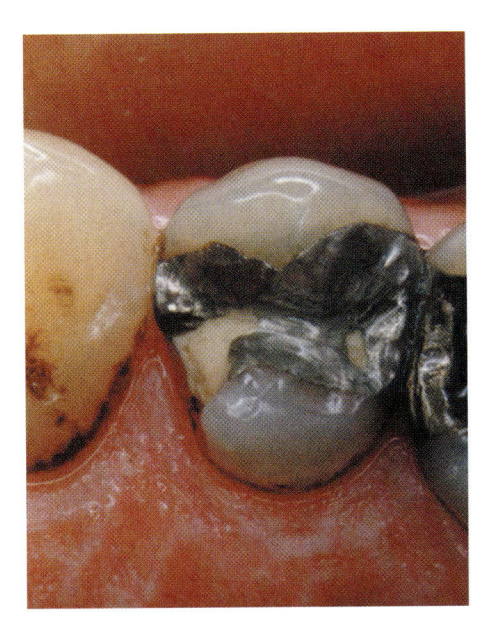

Abb. 52
Fraktur der mesialen Randleiste eines oberen Prämolaren. Der Aussprengungsdefekt auf der distalen Füllungsoberfläche weist auf eine zu geringe Schichtstärke der Restauration hin.

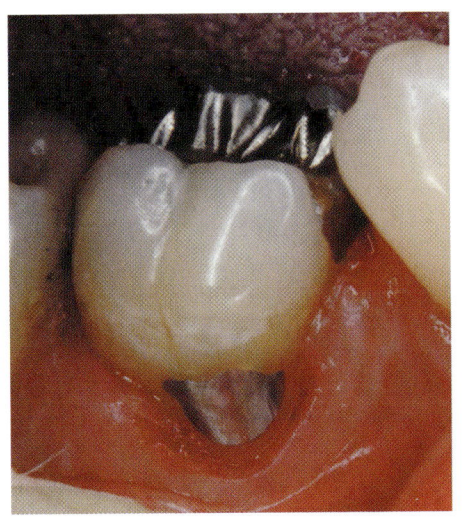

Abb. 53
Klasse-V-Restauration aus Amalgam: Die Verwendung von Amalgam für diese Kavitätenklasse wird von den Richtlinien des BIAM nicht gestützt. Amalgam stellt aber neben plastischem Gold das einzige Material dar, mit dem Defekte der Wurzeloberfläche langfristig versorgt werden können.

Gleiches gilt für Aufbauten unter Kronen. Die Frakturresistenz wurzelkanalbehandelter Zähne hängt im entscheidenden Ausmaß von der Masse und Struktur des verbleibenden Dentins ab [70]. Im Einzelfall kann der Strukturerhalt durch die Verwendung plastischer Stumpfaufbaumaterialien besser gewährleistet sein als bei Verwendung gegossener Stiftaufbauten [71]. Obgleich der Wiederaufbau des Zahnstumpfes mittels Amalgam in der internationalen Literatur eine Standardmethode darstellt [72, 73] und auch in jüngster Zeit noch zahlreiche Bemühungen zur Verfeinerung der Methodik publiziert wurden [74, 75], ist die Verwendung von Amalgam auch für diesen Zweck durch die Richtlinien des BGA 1992 in Deutschland eingeschränkt.

Eine korrekte Technik wie die Wahrung einer ausreichenden Distanz zwischen Präparationsstufe und Rand des Aufbaus vorausgesetzt, stellt der Wiederaufbau des Zahnstumpfes mit Amalgam eine probate Versorgung dar, die mit einer höheren Erfolgsrate und einem geringeren Folgeschadenrisiko verbunden ist, als die Verwendung von Zementen oder Composite-Werkstoffen für den gleichen Zweck.

Aufgrund der nach retrograder Wurzelkanalfüllung mit Amalgam bisweilen auftretenden Verfärbungen der vestibulären Schleimhaut und histologisch dokumentierter Fremdkörperreaktionen erscheinen andere Werkstoffe wie Glasionomerzemente, Keramikkörper u.Ä. für dieses Anwendungsgebiet geeigneter [76].

Landläufig existiert die Vorstellung, dass die gleichzeitige Anwesenheit unterschiedlicher Metalle in der Mundhöhle, insbesondere aber der Kontakt von Amalgam mit hochgoldhaltigen Legierungen, zwangsläufig die Bildung eines „galvanischen Elementes" bedinge (*oral galvanism*) und zu einer Auflösung der Füllungen führte. Diese Vorstellung und die daraus in der Praxis hergeleitete Messung von „Strömen" durch den Kurzschluss mittels Spannungs- respektive Strommessern beruht aber auf einer irrigen Vorstellung korrosiver Prozesse. Amalgame passivieren, d.h. sie bilden unter physiologischen Verhältnissen eine oxidische Isolationsschicht aus. Der häufig als Anscheinsbeweis vorgebrachte „metallische Geschmack" ist nicht durch galvanische Prozesse hervorgerufen, nicht einmal – wie immer wieder die klinische Erfahrung zeigt – an die Anwesenheit unterschiedlicher Metalle im Mund gebunden [77]. Selbst bei eventueller Lokalelementbildung ist das Ausmaß der korrosiven Prozesse so gering, dass eine Freisetzung größerer Ionenmengen nicht zu erwarten ist [78]. Das Ausmaß korrosiver Prozesse hängt bei direktem Kontakt zwischen einer Amalgamfüllung und einer hochgoldhaltigen Restauration im Wesentlichen von der Politur der Kontaktfläche ab [79]. Mit heutigen Methoden (EVA-System etc.) ist aber in den meisten Fällen eine ausreichende Politur des approximalen Füllungsanteils zu erreichen. Insofern ist auch die Einschränkung des BIAM, dass Amalgamfüllungen nicht in Kontakt mit goldhaltigen Restaurationen gelegt werden sollen, in ihrem Sinn zu relativieren.

Die bisweilen nach dem Legen von Amalgamfüllungen auftretende passagere Geschmacksirritation („metallischer Geschmack") klingt – infolge der Ausbildung der sog. Passivierungsschicht – im Laufe weniger Tage ab und stellt somit keinen Grund für der Ersatz der Füllung dar [80, 81] (Abb. 54). Ein nicht im unmittelbaren Zusammenhang mit einer Füllungstherapie auftretender metallischer Geschmack ist häufig mit chronischen Erkrankungen, Veränderungen der Pufferkapazität des Speichels, Medikamenten u.a. assoziiert.

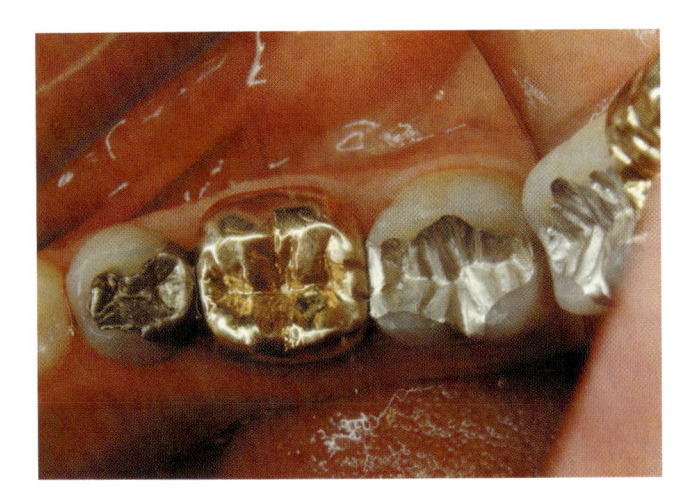

Abb. 54
Fallbeispiel „metallischen Geschmacks": Die Amalgamrestauration des Prämolaren (Luxalloy) und die Krone auf dem ersten Molaren (Degulor M) befinden sich seit 13 Jahren in situ. Nach Legen der Amalgamfüllung in 37 kam es zu Geschmacksirritationen im Sinne eines „metallischen Geschmacks", der vier Tage anhielt, nach dem Polieren wieder auftrat, um dann erneut nach drei Tagen zu verschwinden.

12 Die Verwendung von Amalgam bei Schwangeren und Kleinkindern

Auf der Grundlage einer von ihrer Methodik her fehlerhaften Arbeit und der darauf aufbauenden irreführenden Argumentation einer schwedischen Arbeitsgruppe wurden in Schweden und 1987 in Deutschland durch das damalige BGA die Indikation für Amalgam bei Schwangeren eingeschränkt [82]. Obgleich sich schon frühzeitig die Unhaltbarkeit der vorgetragenen Schlussfolgerung einer Embryotoxizität erwies und auch wissenschaftlich untermauert wurde [83, 84], war die einmal hervorgerufene Verunsicherung so groß, dass die Einschränkung der Verwendung von Amalgam während der Schwangerschaft erst in dem Konsenspapier von 1997 in Form einer allgemeinen Empfehlung, bei Schwangeren nur dringend notwendige Eingriffe durchzuführen, wieder relativiert wurde.

Nach heutigem Wissen treten embryotoxische Effekte dosisabhängig auf und besitzen eine Schwellendosis. Diese wird weder durch das Legen, das Vorhandensein noch das Entfernen von Amalgamfüllungen erreicht. Somit ist eine embryonale Schädigung durch Amalgam bzw. dessen Legierungsbestandteile auszuschließen.

Auch die 1992 durch das BGA ausgesprochene Einschränkung der Indikation des Amalgams bei Kindern ist wissenschaftlich nicht fundiert. Der Einschränkung liegt die Annahme einer durch eine höhere Resorptionsquote von Quecksilberverbindungen beim Kind ausgehenden Möglichkeit der Schädigung zugrunde. Nach heutigem Wissen kommt es aber bei korrekter Handhabung des Werkstoffs Amalgam zu keiner nennenswerten Quecksilberexposition [85] (Abb. 55).

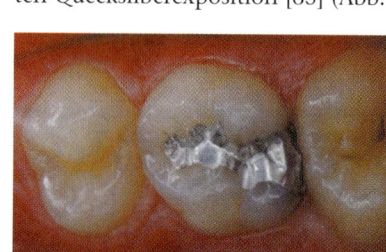

Abb. 55 Amalgamrestauration eines Milchmolaren: Die Amalgamfüllung ist aufgrund der Toleranz gegenüber Unterschreitungen der Mindestschichtdicke für Zähne der ersten Dentition das Material der Wahl. Die Richtlinien des BIAM schränken aber auch in diesem Indikationsgebiet die Verwendung von Amalgam bei Kleinkindern ein.

13 Klinisches Verhalten von Amalgamrestaurationen

Die Materialwahl scheint die Lebensdauer und das klinische Verhalten von Amalgamrestaurationen nur wenig zu beeinflussen. Sie hat wohl Einfluss auf die Verarbeitung.
Die physikalischen und insbesondere mechanischen Eigenschaften haben sich als unbrauchbare Parameter für die Vorhersage des klinischen Verhaltens herausgestellt [86]. Insofern wird heute bei der Beurteilung von Füllungsmaterialien hauptsächlich auf klinisch kontrollierte Studien zurückgegriffen. Dabei kann eine Prognose über die Güte des Füllungsmaterials erst anhand von 10-Jahres-Resultaten gemacht werden [87].

13.1 „Self-sealing"

Zur hohen Überlebenszeit von Amalgamrestaurationen trägt neben der Toleranz in Bezug auf Verarbeitungsfehler im Wesentlichen das Randschlussverhalten bei.
Bei allen heute verfügbaren Materialien kommt es zwischen Füllung und Zahnhartsubstanz zu einem *„microleakage"*, d.h. einem Eindringen von Feuchtigkeit in den Spaltbereich. Infolge der Einlagerung von Korrosionsprodukten zeigen Amalgamfüllungen die Eigenschaft der „Selbstversiegelung" und weisen infolgedessen mit zunehmendem Alter eine bessere Abdichtung der Kavität auf. Dieser Umstand kontrastiert mit der im Laufe der Funktionszeit schlechter werdenden marginalen Adaptation, die dem Kliniker einen Randspalt auch in der Tiefe des Kontaktbereichs zwischen Füllung und Zahnhartsubstanz suggeriert.
Die Versiegelung durch Korrosionsprodukte scheint bei den heutigen γ_2-Phase-freien Amalgamen geringer ausgeprägt zu sein als bei der klassischen Spezifikation.

13.2 Korrosionsverhalten

Neben der metallurgischen Zusammensetzung des verwendeten Amalgams hängt die Korrosionsneigung im Wesentlichen von der Verarbeitung und den individuellen Gegebenheiten der Mundhöhle ab (Abb. 56 a u. b). Eine fortwährende Korrosion, die bis zur Auflösung der Füllung führen würde, wird durch die Bildung einer oberflächlichen, etwa 0,2 µm dicken Passivierungsschicht verhindert. Während sich bei den traditionellen Amalgamen hauptsächlich Oxide und Chloride des Zinns (SnO, SnO_2, $Sn_4(OH)_6Cl_2$) auf der Oberfläche unter Bildung einer dunklen Schicht niederschlagen, finden sich bei hochkupferhaltigen Amalgamen auch Korrosionsprodukte des Kupfers ($CuCl_2 \cdot 3Cu(OH)_2$) [88]. Als korrosionsanfälligste Phase muss bei den heutigen Amalgamen die η-Phase (Cu_6Sn_5)

Abb. 56a u. b
Korrosive Veränderungen.

a) Korrosive Veränderung des zervikalen Füllungsanteils: Korrosive Prozesse von Restaurationsmaterialien sind hauptsächlich durch die „elektrochemische Kompartimentierung" der Mundhöhle bedingt, die Mundhygienefähigkeiten stellen augenscheinlich einen entscheidenden Faktor für die Entstehung korrosiver Veränderungen von Füllungsoberflächen dar.

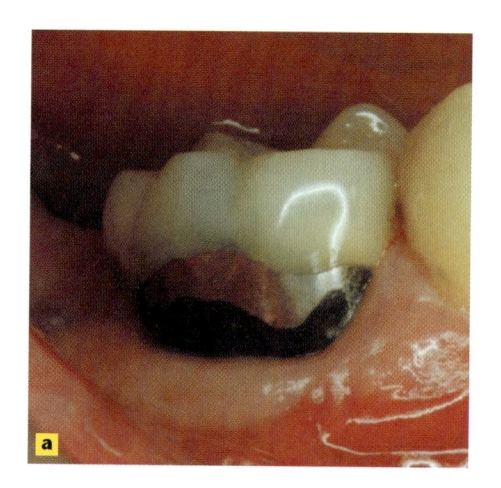

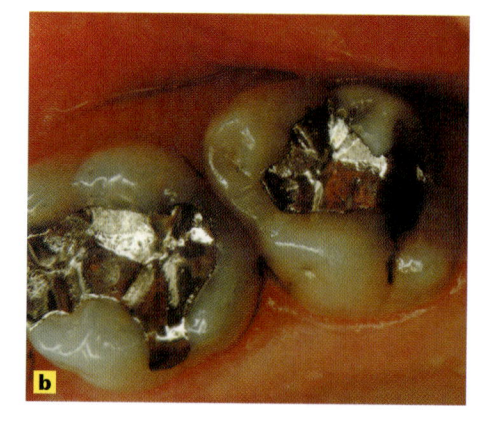

b) Korrosive Veränderung im Bereich der Mundhygiene nicht gut zugänglichen Stellen im distalen Anteil der Füllung im zweiten Molaren.

gelten. Da die η-Phase aber wesentlich korrosionsresistenter als die γ_2-Phase ist, kommt es bei den heutigen Amalgamen seltener zu ausgeprägten Verfärbungen [89]. Das Ausmaß der Korrosion wird durch eine adäquate Politur der Oberfläche vermindert. Hinterlässt allerdings die Politur unbearbeitete Bezirke, so kann sie umgekehrt einer Korrosion sogar Vorschub leisten.

Sowohl der direkte Kontakt zwischen einer hochgoldhaltigen Restauration als auch einem konventionellen Amalgam und einem hochkupferhaltigen Amalgam kann zu primär höheren Korrosionswerten führen, die aber die Lebensdauer der Restaurationen nicht beeinflussen. Die systemische Belastung durch Korrosionsprodukte ist selbst bei ungünstigen klinischen Voraussetzungen, die zu einem mehrmaligen Verlust der den direkten Kontakt zwischen Metall und dem korrodierenden Medium verhindernden Passivierungsschicht führt, zu vernachlässigen.

13.3 „Creep"

Unter „Creep" (Kriechen) versteht man die langsame, bleibende Verformung eines Metalls unter einer mechanischen Spannung [90]. Diese Eigenschaft ist Metallen mit einem niedrigen Schmelzpunkt zu Eigen. Bei den konventionellen Amalgamen ergab sich aus dem Creep und der Korrosionsanfälligkeit das Ausmaß der merkuroskopischen Expansion und damit der Randspaltbildung [91, 92]. Die Güte eines konventionellen Amalgams maß sich also besonders an einem niedrigen Creep-Wert [93]. Die Creep-Werte von HCD- und HCSC-Amalgamen liegen um Dimensionen niedriger als die der konventionellen Werkstoffe. Aufgrund des Fehlens der γ_2-Phase und der damit erheblich geringeren Korrosionsanfälligkeit der modernen Werkstoffe hat somit auch der Creep-Wert bezüglich der Güte eines Amalgams nur noch eine untergeordnete Bedeutung.

13.4 Dimensionsverhalten

Das Dimensionsverhalten der Amalgame während der Erhärtung ist sehr unterschiedlich. HCD-Amalgame expandieren, konventionelle und HCSC-Amalgame zeigen eine mehr oder minder ausgeprägte Kontraktion. Die Kontraktion wird dabei durch einen hohen Quecksilbergehalt begünstigt. Angaben in der älteren Literatur, dass alle Amalgame zur Expansion neigen, erklären sich durch die damals gebräuchlichen großen Feilungspartikel und das höhere Quecksilber/Feilungs-Verhältnis.

Die Dimensionsveränderungen des Amalgamfüllungskörpers finden hauptsächlich in den ersten 24 Stunden nach der Trituration statt. Bei HCD-Amalgamen kann aber noch bis zu zwei Jahre später eine Expansion festgestellt werden.

Angesichts des Kontraktionsverhaltens der HCSC-Amalgame wurde vorgeschlagen, zur primären Versiegelung des Randspaltes sog. Kavitäten-Varnisher einzusetzen. Aufgrund der sich im Randspalt abspielenden Eigenversiegelung und der Kenntnis der Latenzzeit für die Entstehung einer Karies im Interface-Bereich von Füllung und Zahnhartsubstanz macht der Einsatz solcher Präparate aber keinen Sinn. Auch der Einsatz von Dentinadhäsiven zum Zwecke einer zusätzlichen Kavitätenversiegelung ist aus den gleichen prinzipiellen Gründen und wegen der zweifelhaften Biokompatibilität dieser Präparate abzulehnen.

14 Mechanische Eigenschaften

Die mechanischen Eigenschaften des Amalgams stellen bei der praktischen Anwendung in vielerlei Hinsicht den limitierenden Faktor dar.

Der Widerstand gegen Druckbelastung, der nach sieben Tagen Liegezeit bei HCD-Amalgamen ca. 430 MPa und bei HCSC-Amalgamen ca. 510 MPa beträgt, reicht aus, dass die Füllung okklusalen Kräften Stand hält.

Der Widerstand gegen Zugbeanspruchung liegt mit ca. 50 MPa für HCD- und mit ca. 65 MPa für HCSC-Amalgame nach 24 Stunden Liegezeit aber unterhalb der kritischen Grenze, die es erlauben würde, beispielsweise einen okklusalen Kasten für die Retention eines approximalen Füllungsanteils heranzuziehen, wie dies mit der klassischen „Schwalbenschwanzpräparation" versucht wurde. Aus diesem Grunde muss die Amalgamfüllung auch durch genügend Restzahnsubstanz vor Biege- und Zugbelastung geschützt werden.

Die mechanischen Werte sind in entscheidendem Maße abhängig von der Verarbeitung. Fehler bei der Trituration, ein zu geringer Quecksilbergehalt der Mischung, aber auch zu hohe Restquecksilberwerte und zu geringe Kondensationsdrücke mit der Folge von Porositäten im Füllungskörper können die Druck- und Zugfestigkeit auf einen Bruchteil der an Prüfkörpern unter Laborbedingungen ermittelten Werte reduzieren. Aus diesem Grunde sollte auch der Inhalt von Kapseln, bei denen nach der Trituration eine sehr trockene Mischung vorliegt und damit eine unzureichende Vermengung von Quecksilber und Feilung zu mutmaßen ist, verworfen werden.

Da die initiale Druckbelastbarkeit nach 1 Std. von HCSC-Amalgamen mit ca. 260 MPa die der HCD-Amalgame mit ca. 140 MPa fast um das Doppelte übersteigt, erscheinen sie als Präparate der Wahl für Fälle, bei denen frühzeitig okklusale Belastungen auftreten können. Sie bieten insofern Vorteile bei der Behandlung von Kindern und Behinderten.

15 Postoperative Beschwerden

Sowohl die Entfernung einer vorhandenen Restauration als auch die kariösen Dentins kann zur Irritation der Pulpa und entsprechenden postoperativen Beschwerden führen. Entgegen der verbreiteten Vorstellung, Missempfindungen nach Legen einer Amalgamfüllung seinen hauptsächlich auf die hohe Temperaturleitfähigkeit des Amalgams zurückzuführen, ist deren Ursache eher in dem im Vergleich zu den Zahnhartsubstanzen sehr verschiedenen Volumenverhalten zu suchen [94]. Gründe für extreme Kälteempfindlichkeiten bis hin zu pulpitischen Beschwerden können auch Vorkontakte in der zentrischen, häufiger aber – da bei der üblichen Okklusionskontrolle leichter übersehen – in der exzentrischen Okklusion sein. Bei sehr unter sich gehenden Kavitäten und einem unterlassenen Ausblocken der entsprechenden Bezirke können pulpitische Sensationen aber auch Ausdruck einer Infraktion des Zahnes durch die Abbindeexpansion des Füllungswerkstoffs sein.

Bei entsprechenden Beschwerden ist somit zunächst eine okklusale Adjustierung angezeigt. Nur bei offensichtlicher Infraktion des Zahnes ist eine weiterführende Therapie nach Entfernung der Amalgamfüllung angezeigt.

16 Nachsorge

Neben der Verarbeitung des Werkstoffs ist die Nachsorge für die Dauer der Funktionszeit, aber auch für das Ausmaß eines eventuell entstehenden Folgeschadens durch die Amalgamfüllungstherapie entscheidend.
Bestandteil einer adäquaten Nachsorge stellen die Maßnahmen der Repolitur, die fortwährende okklusale Kontrolle und gegebenenfalls die okklusale Adjustierung, aber auch die Anleitung des Patienten zu einer auf die Art der Füllungstherapie abgestimmten Mundhygiene dar. Dabei ist der Patient insbesondere auf kritische Stellen hinsichtlich der Hygienefähigkeit hinzuweisen und entsprechend zu instruieren.
Da die Nachsorge keine explizite gebührenrechtliche Unterstützung erfährt, spielt sie in der zahnärztlichen Allgemeinversorgung leider kaum eine Rolle. Dieser Umstand begünstigt den vorzeitigen Qualitätsabfall der Restaurationen und letztendlich deren im Hinblick auf ihre mögliche Funktionszeit zu frühen Ersatz.
Die Nachsorge in Form turnusmäßiger Repolituren hat auch einen direkten Einfluss auf die Einschätzung einer Amalgamfüllung bezüglich ihrer Erhaltungswürdigkeit [95]. Insofern stellt eine adäquate Nachsorge auch sicher, dass es seltener zu ungerechtfertigten Erneuerungen von Restaurationen kommt.

17 Fehler bei der Restauration mit Amalgam

Der Misserfolg einer Amalgamfüllungstherapie kann auf die Indikationsstellung, die Kavitätengestaltung, die Eigenschaften des Werkstoffs, die Verarbeitung und eine fehlende Nachsorge zurückgeführt werden [96].

Über den klinischen Erfolg der Amalgamfüllung entscheidet wesentlich mehr die korrekte Verarbeitung als spezifische Materialeigenschaften einzelner Handelspräparate [97]. Als Einzelparameter für die Ergebnisqualität gehen auch Begleitumstände der Restauration wie beispielsweise die Behandlung unter Lokalanästhesie ein.

Im Vergleich mit anderen zahnärztlichen Restaurationsmaterialien zeigen die Amalgame eine ausgeprägte Toleranz gegenüber Fehlern bei der Indikationsstellung und der Verarbeitung.

Typische Ursachen für Misserfolge sind:

1. Mangelhafte oder fehlende Vorbehandlung in Form einer okklusalen Adjustierung.

Hinsichtlich der Vorbehandlung, einschließlich von eventuell erforderlichen diagnostischen und therapeutischen Maßnahmen zur Korrektur einer fehlerhaften Okklusion, ist das Legen einer Amalgamfüllung mit der Eingliederung einer Krone gleichzusetzen. Wohl vor dem Hintergrund, dass eine Amalgamrestauration häufig eine Einzelmaßnahme darstellt, wird dieser Aspekt aber oft übersehen und führt zu Restaurationen in funktionsgestörten Systemen, was sich dann wieder in einer höheren Verlustrate der Füllungen äußert.

2. Überdimensionierung der Restauration mit der Folge von Vorkontakten im Bereich zentrischer Stopps.

Die primär (durch Überkonturierung) oder sekundär (durch Verlust der vertikalen Relation) in zentrischer oder exzentrischer Okklusion zu hohe Restauration wird fortlaufend Verformungskräften, die die Materialschicht im Bereich des Kontaktfeldes kalthärten, ausgesetzt. Durch die Versprödung des ursprünglich duktilen Materials kommt es über Mikrorisse zu makroskopisch erkennbaren Frakturlinien in einer an-

Fehler bei der Restauration mit Amalgam

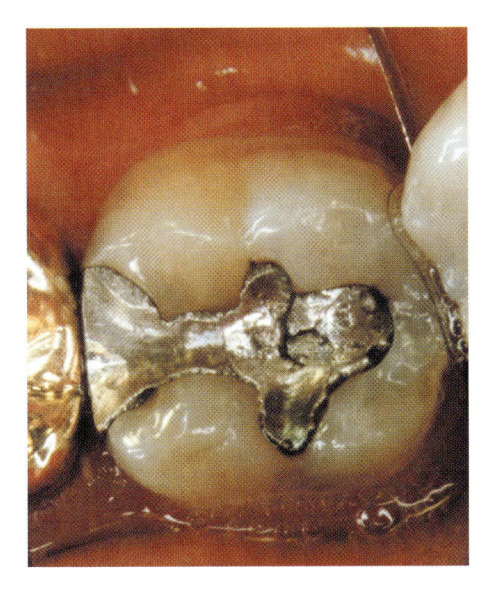

Abb. 57
Durch einen Vorkontakt im zentralen Anteil der Restauration ist es zu einer Desintegration mit Rissbildung gekommen.

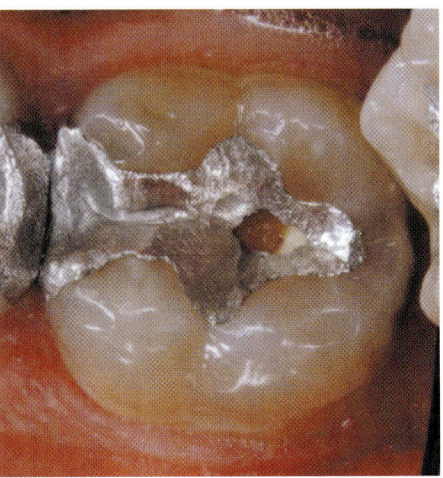

Abb. 58
„Astlochfraktur": Kohäsive Fraktur im Bereich eines ehemaligen Vorkontakts

sonsten intakten Füllungsoberfläche (Abb. 57). Einen Sonderfall dieses Schadensmusters stellt die *Astlochfraktur* dar, bei der aus der Füllungsoberfläche ein kreisrundes Areal ausgesprengt wird [98] (Abb. 58).

Liegt der Vorkontakt – insbesondere bei exzentrischer Okklusion – im Randbereich der Füllung oder richtet sich der auf den versprödeten Materialbezirk einwirkende Kraftvektor auf den Füllungsrand, kann es zur Infraktion oder Fraktur der umgebenden Zahnhartsubstanz kommen (Abb. 59 u. 60). Die Gefahr solcher Frakturen steigt mit der Größe der Kavität (Abb. 61 u. 62).

17 Fehler bei der Restauration mit Amalgam

Abb. 59
Infraktion des kavitätennahen Schmelzes infolge eines Vorkontaktes (Schlifffacette) auf der Amalgamrestauration.

Abb. 60
Kleinere Schmelzabsplitterungen infolge eines Vorkontaktes (Schlifffacette) auf der Amalgamfüllung.

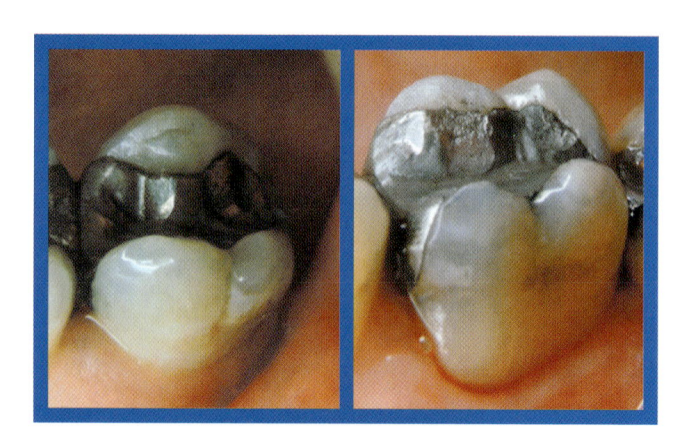

Abb. 61
Fraktur der lingualen Wandung des zweiten Prämolaren aufgrund einer zu weit extendierten und stark unter sich gehenden Kavität: Als Co-Faktor wird der Vorkontakt auf dem lingual-okklusalen Füllungsanteil gewirkt haben.

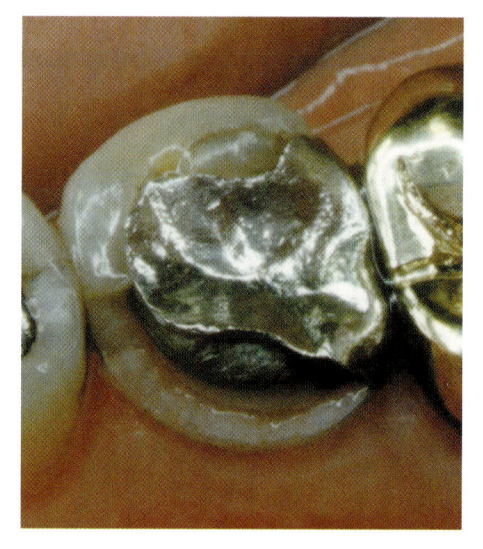

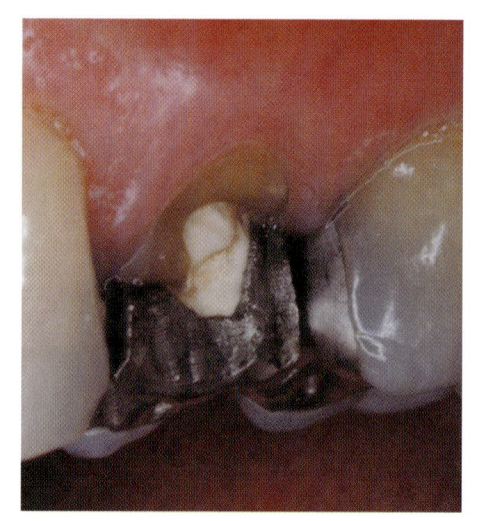

Abb. 62
Fraktur der bukkalen Wandung bis in den Bereich der Wurzeloberfläche: Als Co-Faktor wird hier der noch andeutungsweise erkennbare keilförmige Defekt gewirkt haben.

3. Überdimensionierung mit Folge eines Biegestresses im Bereich des Füllungskörpers.

Durch Vorkontakte auf den approximalen Randleisten kommt es hauptsächlich zu einer Biegebeanspruchung des Füllungskörpers. Dadurch wird das Material vor allem im Bereich des Isthmus auf Zug belastet. Es kommt infolgedessen zu Frakturen im Übergangsbereich zwischen approximalem zu okklusalem Kasten („Isthmusfraktur", „bulk fracture"), der von seiner Schichtdicke her einen locus minoris resistentiae darstellt. Weisen die Füllungsfragmente eine genügende Eigenretention auf, verbleiben beide Anteile in der Kavität (Abb. 63 u. 64).

4. Mangelhafte Kondensation aufgrund zu geringer Kräfte bzw. einer falschen Technik.

Durch eine mangelhafte Kondensation verbleiben Fehlstellen im Randbereich zur Kavitätenwandung oder im Füllungskörper (Abb. 65). Dadurch kann die Frakturresistenz

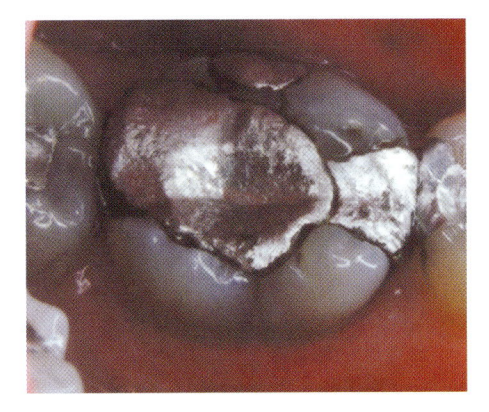

Abb. 63
„Isthmusfraktur": Bei ausreichender Retention der Fragmente verbleiben beide Füllungsanteile in der Kavität.

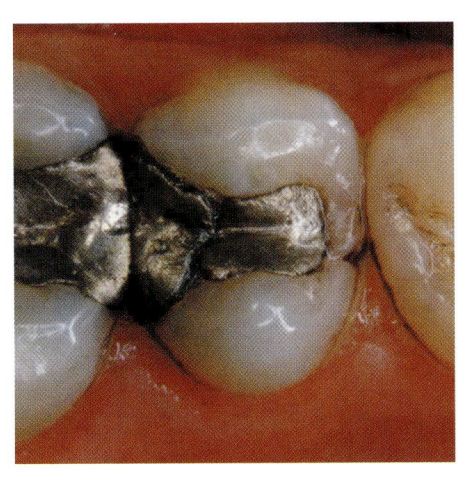

Abb. 64
Die oft nur geringe Materialstärke im Bereich des Übergangs vom okklusalen zum approximalen Kasten bei Prämolaren prädisponiert diesen Zahntyp für Isthmusfrakturen.

17 Fehler bei der Restauration mit Amalgam

Abb. 65
Fein auslaufende Kavitätenanteile und die Verwendung zu großer Kondensoren bergen die Gefahr von Hohlraumbildungen unter einer zunächst intakten Deckschicht, die während der Gebrauchsperiode einbricht und oft erst sekundär zu einer Karies des umgebenden Schmelzes führt.

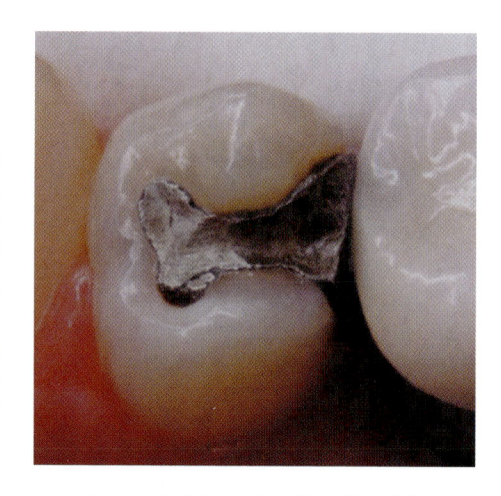

Abb. 66
Füllungsfraktur aufgrund einer unzureichenden Präparationsform am ersten und zweiten Molaren: Das herausgebrochene Fragment wurde zur Anschauung wieder reponiert.

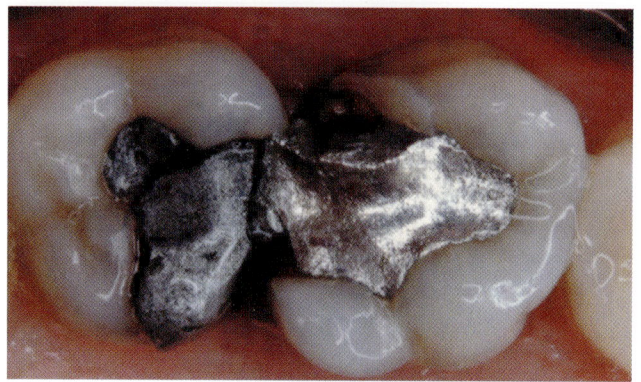

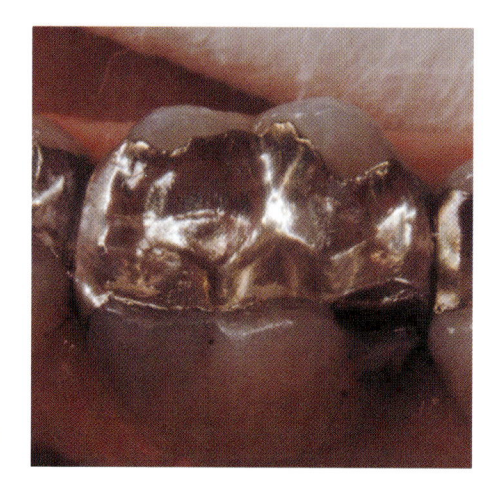

Abb. 67
Typische Fraktur des distobukkalen Höckers an einem unteren ersten Molaren.

Fehler bei der Restauration mit Amalgam

der Füllung beeinträchtigt sein bzw. es resultieren schlechtere Oberflächeneigenschaften der Füllung.

5. *Zu weite approximale Ausdehnung.*
Bei zu weitem approximalen Öffnungswinkel ist keine Eigenretention des approximalen Füllungsanteils mehr gewährleistet. Analog der Isthmusfraktur reißt die Füllung auch bei geringer okklusaler Last, das approximale Fragment geht verloren (partieller Füllungsverlust) (Abb. 66).

Nach heutigem Kenntnisstand ist der Einsatz der Amalgamfüllung auch in mittelgroßen Kavitäten unterer erster Molaren kritisch zu sehen, da es fast regelmäßig zur Fraktur des nicht von Dentin unterstützten distobukkalen Höckers kommt (Abb. 67 u. 68). Solch einem Frakturtyp ist durch eine entsprechende Kavitätengestaltung oder aber durch eine Einbeziehung dieser Struktur in die Umrissform vorzubeugen. Weisen Kavitäten orale oder vestibuläre Ausläufer auf, so sind auch diese zur Gewährleistung genügend hoher Stopfdrücke durch Matrizen zu sichern. Ansonsten kommt es später – verstärkt durch korrosive Prozesse – zu einem Aufbiegen dieses Füllungsanteils (Abb. 69a u. b).
Der totale Füllungsverlust ist bei der Amalgamrestauration mit Ausnahme im Bereich von Kavitäten der Black-Klasse V ein sehr seltenes Ereignis.

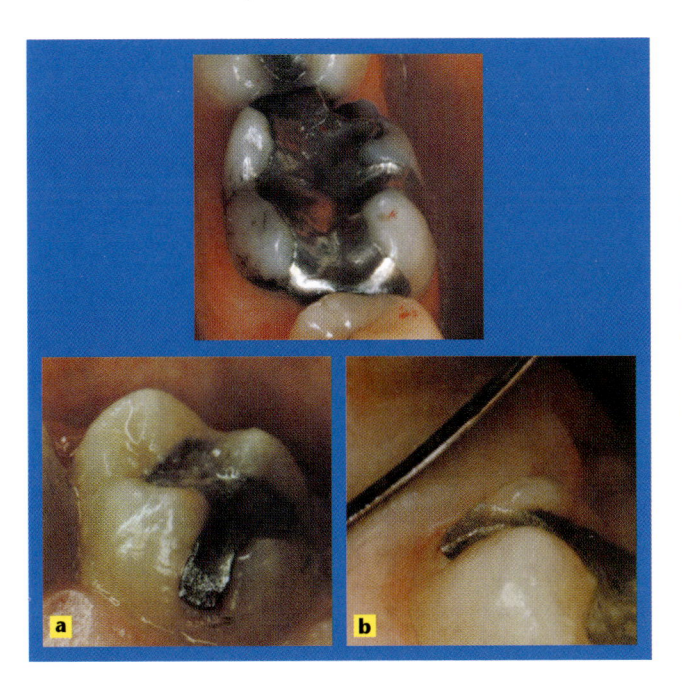

Abb. 68
Fraktur des distobukkalen Höckers an einem unteren ersten Molaren: Der auf der Füllung benachbarte Vorkontakt wird als Co-Faktor gewirkt haben.

Abb. 69a u. b
Restauration der Klasse I mit palatinalem Kasten:
a) Die Oberfläche lässt eine mangelhafte Kondensation bzw. Oberflächenbearbeitung erkennen.
b) Ansicht von anterior: Das Füllungsmaterial macht den Eindruck, aus der Kavität herauszukriechen.

17 Fehler bei der Restauration mit Amalgam

Abb. 70
Mangelhafte Verarbeitung als Ursache eines vorzeitigen Materialversagens (Alter der Füllung: ca. 8 Jahre): Die Indikation für den Werkstoff Amalgam wurde überspannt; die Oberflächentextur lässt mutmaßen, dass das Amalgam während der Kondensation feucht wurde.

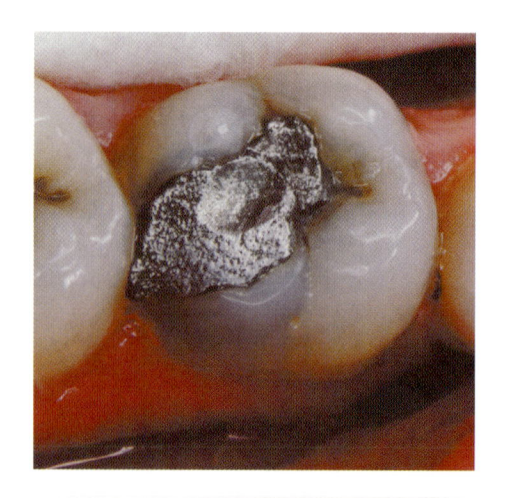

Abb. 71
Beispiel unzureichender Indikationsstellung und Verarbeitung: unzureichende Kavitätengestaltung, schlechte Kondensation eventuell unter Speichelzutritt, approximaler Überhang und Vorkontakt mit Folge einer Füllungsfraktur und Randspalten.

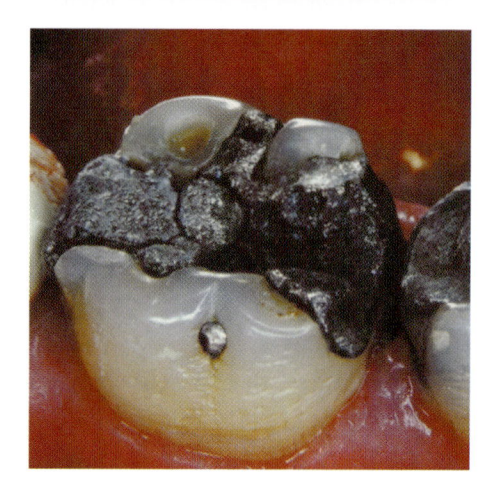

Abb. 72
Die Desintegration der Unterfüllung (Dycal) unter einer Restauration resultierte in einer Hohlraumbildung.

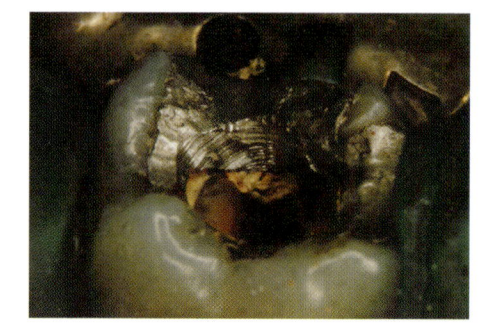

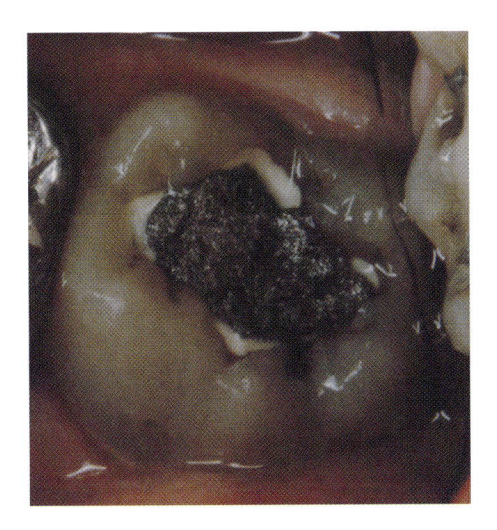

Abb. 73
„Amalgamfüllung mit Zementverdrängung" (Alter der Füllung: ca. 3 Jahre): Das Amalgam wurde in den noch nicht abgebundenen Zement gelegt!

Die Güte des Randschlusses der Amalgamfüllung hängt im Wesentlichen vom Alter der Restauration und von der Größe, insbesondere der Tiefe der Kavität, ab [99, 100].

Eine mangelhafte Verarbeitung des Amalgams, wie die ungenügende Gestaltung der okklusalen und approximalen Füllungsflächen, die Vernachlässigung prozessqualitativer Erfordernisse (Trockenlegung, fehlerhafte Wahl oder Verarbeitung des Unterfüllungsmaterials u.a.) dürfen nicht dem Werkstoff angelastet werden (Abb. 70, 71, 72 u. 73). Bemerkenswert ist aber die hohe Funktionszeit von im Hinblick auf qualitative Parameter insuffizienten Amalgamfüllungen.

18 Untersuchungen zur Funktionszeit

Entgegen dem früheren Wunschdenken einer „Füllung für ein Leben lang" hat sich heute die Erkenntnis durchgesetzt, dass alle zahnärztlichen Restaurationen – und somit auch die Amalgamfüllung – aus werkstoffkundlichen Gründen eine gewisse maximale Funktionszeit haben. Die durchschnittliche Funktionszeit von Amalgamfüllungen, also der Zeitpunkt, an dem noch 50% der Restaurationen vorhanden sind, liegt je nach zugrunde liegender Kavitätengröße – unabhängig von der eingesetzten Materialgeneration – zwischen fünf und elf Jahren [101, 102, 103] (Abb. 74a u. b). Der Umstand, dass, je kleiner eine Kavität und damit die Restauration, umso höher die zu erwartende Funktionszeit ist, unterstreicht die Notwendigkeit der frühen Füllungstherapie und der grazilen Kavitätengestaltung [104]. Eine Ausnahme von dieser Regel scheinen sehr umfangreiche Amalgamfüllungen mit Ersatz eines oder mehrerer Höcker zu sein, für die – entgegen früheren Angaben [105, 106] – Überlebensraten von bis zu über 70% über einen Zeitraum von fünfzehn Jahren vorliegen [107, 108].

Auch der versorgte Zahntyp geht als Parameter in die Funktionszeit einer Amalgamrestauration ein. Unter den gleichen klinischen Bedingungen haben Füllungen in Prämolaren eine höhere Lebenserwartung als in Molaren [109].

Im Hinblick auf die Wahl des Füllungsmaterials muss die Funktionszeit aber immer im Zusammenhang mit dem „Folgeschaden" der Restauration gesehen werden. Es macht prinzipiell einen großen Unterschied, ob die Folgeversorgung aus dem gleichen Material (Amalgam > Amalgam) möglich ist, oder ob die Folgeversorgung aufgrund eines Schadens durch das verwendete Material zu einer substanzkonsumierenderen Restauration als Folgeversorgung (Amalgam > Stiftaufbau/Krone) führt. Da nur wenige Untersuchungen zum Folgeschaden der unterschiedlichen Restaurationsmaterialien vorliegen, sind die Aussagen bezüglich einzelner Werkstoffe unsicher. Es zeichnet sich aber ab, dass beispielsweise Erstversorgungen aus Composite-Werkstoffen sehr viel häufiger zu endodontischen Versorgungen führen bzw. eine Überkronung als Zweitversorgung nach sich ziehen als Amalgamfüllungen.

Die Funktionszeit von Amalgamfüllungen ist auch vom Typ der versorgten Dentition abhängig. Die Verweildauer

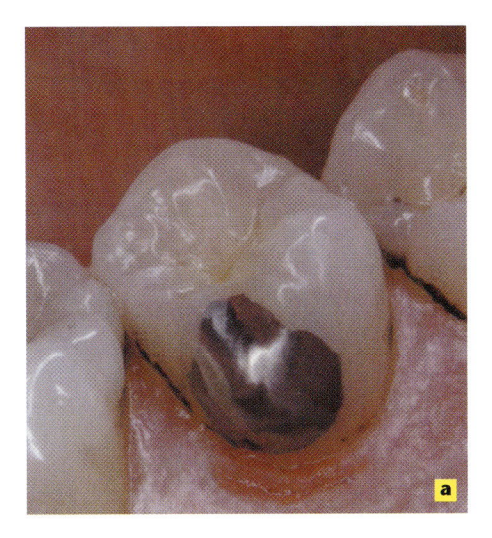

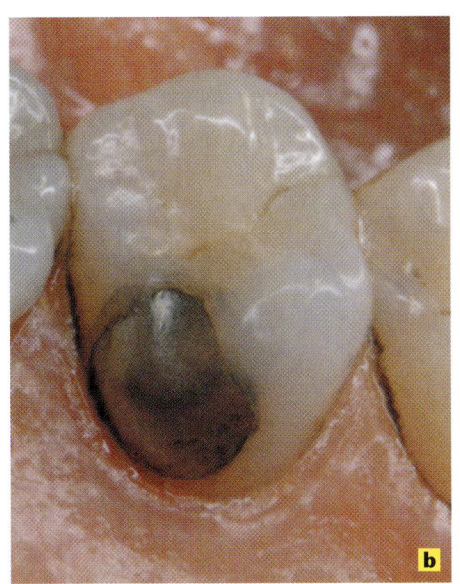

Abb. 74a u. b
Amalgam ist auch für scheinbar unkonventionelle Kavitäten gut geeignet: Ausgangssituation nach Legen der Füllung (a) und Zustand nach acht Jahren (b).

aller zahnärztlichen Restaurationsmaterialien ist in Zähnen der ersten Dentition wesentlich geringer als in bleibenden Zähnen. Als Richtwert gilt, dass die mittlere Funktionszeit von Restaurationen bei Versorgung bis zum vierten Lebensjahr weniger als zwei Jahre und bei Fünf- bis Achtjährigen ca. drei bis vier Jahre beträgt [110]. Als Ursache hierfür werden die schwierigeren Behandlungsbedingungen und die Diskrepanz zwischen den Platzvorgaben beim Milchzahn und der erforderlichen Mindestschichtdicke des Amalgams diskutiert. Die Funktionszeit von Amalgamfüllungen liegt bei Zähnen der ersten Dentition aber durchweg über denen von Füllungen aus Composites und Glasionomerzementen [111, 112].

Die Lebensdauer einer Amalgamrestauration ist letztendlich in hohem Maße von den Beurteilungskriterien und der Evaluationsmethode des Behandlers abhängig.

19 Kriterien für die Entfernung von Amalgamfüllungen

Die Kriterien für die Entfernung von Amalgamfüllungen sind wenig valide und zeigen intra- und interindividuell große Schwankungen [113, 114]. Dies zeigt sich auch in dem Umstand, dass alio loco erstellte Restaurationen durch Zahnärzte generell schlechter als eigene Füllungen eingeschätzt werden [115] bzw. bei einem Wechsel des Zahnarztes Füllungen mit einer signifikant größeren Wahrscheinlichkeit ausgewechselt werden [116]. Nicht zuletzt wirkt bei der Entscheidung zur Füllungserneuerung das während der universitären Ausbildung internalisierte Prinzip „im Zweifel ersetzen" und die vermittelten Kriterien einer „perfekten" Füllung nach.

Als Gründe für die Erneuerung von Amalgamfüllungen in Zähnen der zweiten Dentition ermittelte *Mjör* 1979 in abnehmender Reihenfolge Sekundärkaries, Isthmusfrakturen, *zervikale Überhänge*, Schäden des Füllungsrandes, sehr selten nur Faktoren wie die Fraktur der umgebenden Zahnhartsubstanz respektive eine mangelhafte anatomische Formgestaltung (Abb. 75). Sekundärkaries war mit über 50% aller Fälle der Hauptgrund für die Erneuerung einer vorhandenen Restauration (Abb. 76). Isthmusfrakturen, zervikale Überhänge und Schäden des Füllungsrandes waren für jeweils ca. 10% der Fälle als Grund für die Füllungserneuerung angege-

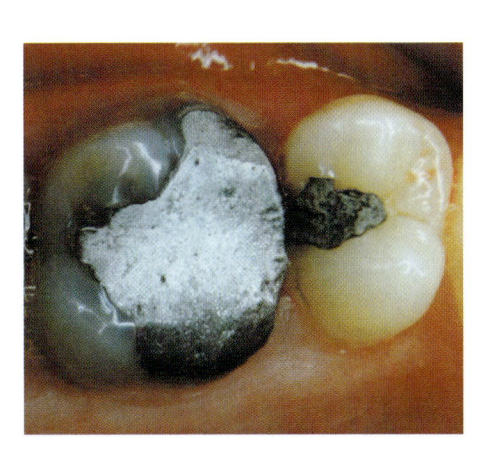

Abb. 75
Beispiel mangelhafter anatomischer Formgestaltung.

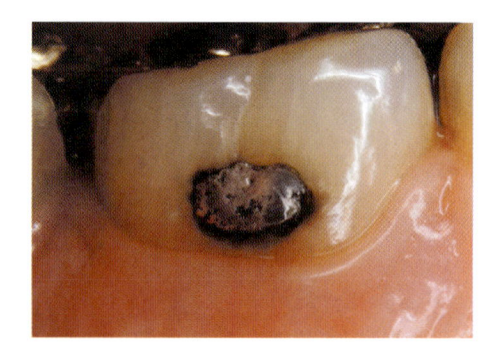

Abb. 76
„Sekundärkaries" oder „Randverfärbung": Klinisch fällt die Differentialdiagnose oft schwer.

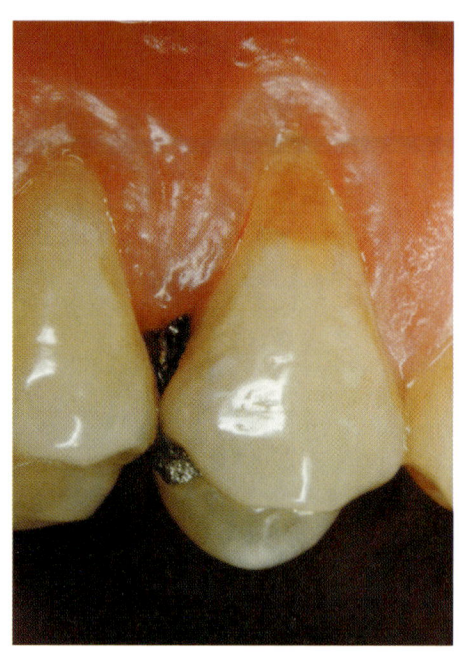

Abb. 77
Zervikaler Überhang mit Folge einer parodontalen Reaktion im Approximalraum.

ben [117] (Abb. 77). Somit kristallisiert sich ein nur begrenztes Spektrum von Gründen für die Rerestauration heraus. Angesichts des in den letzten zwei Jahrzehnten weltweit zu beobachtenden Trends zu einer geringeren Kariesinzidenz wird es auch zu einer Abnahme der Sekundärkaries als Erneuerungsgrund für Amalgamrestaurationen kommen. Damit verschiebt sich das Spektrum hin zu Gründen, die durch die Güte des Werkstoffs und die korrekte Verarbeitung des Materials direkt beeinflussbar sind. Dies eröffnet die Chance durch eine bessere Prozessqualität die Funktionszeit der heute und künftig zu legenden Amalgamfüllungen erheblich zu erhöhen.

Das Kriterium „Sekundärkaries" als Grund für den Ersatz einer vorhandenen Amalgamrestauration bedarf aber noch einer genaueren Betrachtung. Studien in den fünfziger, sechziger und siebziger Jahren, also zu einer Zeit hoher Kariesprävalenz weisen in 50 bis 70% der Fälle Sekundärkaries als Grund für eine Füllungserneuerung aus [118, 119, 120, 121]. Bei Studien jüngeren Datums aus den Jahren 1990 bis 1992, also zur Zeit einer erheblich geringeren Kariesprävalenz, schwankte dieser Wert noch zwischen 33 und 59% [122, 123, 124, 125]. Da sich mit der geringeren Prävalenz auch das Manifestationsmuster erheblich verändert hat, ist davon auszugehen, dass die Diagnose „Sekundärkaries" in den jüngeren Studien einen hohen Anteil falsch negativer Einschätzungen (Diagnose „Karies" bei Nichtvorliegen einer kariösen Läsion) beinhaltet. Häufig werden Randverfärbungen bzw. Randspalten als Sekundärkaries fehlinterpretiert und geben Anlass zu einer nicht gerechtfertigten Füllungserneuerung [126]. Insgesamt ist die Sekundärkariesrate an Amalgamfüllungen aber eher gering [127, 128]. Auf diese Problematik wurde schon früher hingewiesen [129, 130].

Die Gründe für eine Füllungserneuerung von Amalgamrestaurationen in Zähnen der ersten Dentition decken sich nicht mit den erwähnten Angaben für die zweite Dentition. Als Erneuerungsgrund wird bei Milchzähnen die Isthmusfraktur gleich häufig der Sekundärkaries genannt [131, 132]. Dies unterstreicht die nur bedingte Tauglichkeit des Werkstoffs Amalgam bei den aufgrund der flachen Kavitäten in Milchzähnen nur geringen Materialschichtdicken und lässt im Einzelfall die Indikation in Richtung der konfektionierten Krone überdenkenswert erscheinen. Auch bei den Restaurationen in den Zähnen der ersten Dentition ist eine Abnahme der Sekundärkaries als Erneuerungsgrund zu erwarten.

Die Sensibilität und Sensitivität der Diagnose der Sekundärkaries hängt in hohem Maß von der Erfahrung des Behandlers ab. Das Gleiche gilt für die Bewertung der Qualität vorhandener Restaurationen. Eine Objektivierung bedarf der systematischen Bewertung verschiedener Kriterien wie Randschluss, Oberflächengüte u.ä. Gebräuchliche Indizes zur qualitativen Bewertung wie das auf *Ryge* zurückgehende System des USPHS [133], die für klinisch kontrollierte Studien konzipiert wurden, sind für die zahnärztliche Allgemeinpraxis aufgrund des zu hohen Aufwandes bei der Parametererhebung nicht geeignet.

Die Indikation zur Füllungserneuerung sollte nach heutigem Kenntnisstand immer auf einer longitudinalen Befundung beruhen, um eine „Übertherapie" zu vermeiden.

Die Erneuerung einer Restauration geht immer mit einer Vergrößerung des Kavitätenvolumens einher. Der Substanzverlust bei einer Füllungserneuerung beträgt bei sekundärkariesfreien Kavitäten im Minimum 0,23 mm je Wandung, bei Vorliegen einer Sekundärkaries im Minimum 0,53 mm [134]. Unkritisch indizierte, mehrfach durchgeführte Rerestaurationen mit plastischen Füllungsmaterialien können den Zahn seines Dentinkörpers so weit berauben, dass eine Überkronung nicht mehr möglich ist, zumindest nicht ohne vorbereitende Maßnahmen im Sinne einer chirurgischen Kronenverlängerung oder einer Stiftverankerung. Die Indikation von nichtplastischen Versorgungen sollte somit nicht zu spät gestellt werden. Amalgamfüllungen können zumeist nicht öfter als 2- bis 3-mal ersetzt werden.

20 „Reparatur" von Amalgamfüllungen

Die Möglichkeit der Reparatur einer Amalgamfüllung im Falle einer Fraktur, einer Randimperfektion oder eines partiellen Verlustes ist im Schrifttum, zumeist unter Diskussion prinzipieller Erwägungen, umstritten. Sie ist von Seiten der Werkstoffkunde aber kaum untersucht [135]. Die wenigen Studien zu diesem Themengebiet weisen für reparierte Füllungen geringgradig schlechtere werkstoffliche Parameter aus [136, 137, 138]. Insofern sollten Reparaturen auf Füllungsflächen, die keiner hohen mechanischen Belastung ausgesetzt sind, begrenzt bleiben [139]. Die Durchführung von Füllungsreparaturen bedarf eines hohen behandlungstechnischen Aufwandes [140].

Vor dem Hintergrund der bekannten Folgeschäden bei Rerestaurationen im Hinblick auf die Zahnhartsubstanzen und das Endodont ist eine unkritische Ablehnung der Füllungsreparatur von Amalgamfüllungen als *patchwork dentistry* nicht gerechtfertigt [141, 142]. Die Indikationsstellung und die technischen Möglichkeiten einer Reparatur hängen im Wesentlichen vom Versagensgrund und vom Gesamtzustand der Primärrestauration ab [143]. In jedem Fall sind die Ursachen für das Versagen der Restauration (Vorkontakt o.Ä.) im Rahmen der Reparaturmaßnahmen zu beseitigen.

Für die kohäsive Fraktur („Astlochfraktur") ist ein eng umgrenztes Indikationsgebiet für die Füllungsreparatur angegeben [144] (Abb. 78a–g).

"Reparatur" von Amalgamfüllungen

Abb. 78a–g
Beispiel für die Reparatur einer Kohäsivfraktur („Astlochfraktur"):

a) Ausgangssituation: Die Aussprengung in der zentralen Fissur ist kaum erkennbar und wird oft nur bei gründlicher Trockenlegung erkannt!

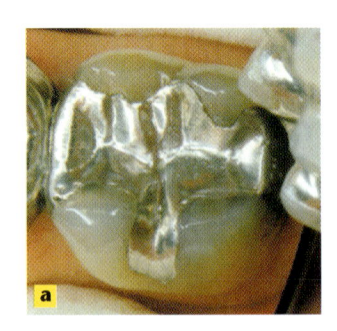

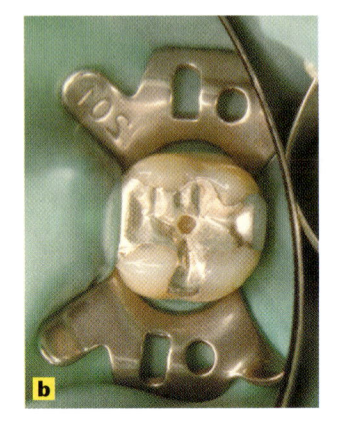

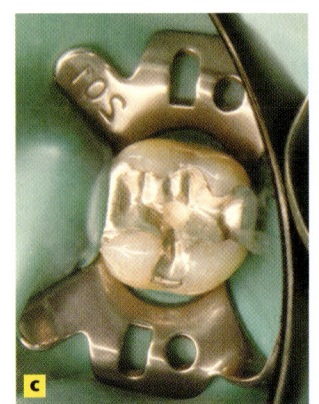

b) Absolute Trockenlegung und Präparation.

c) Unterfüllung.

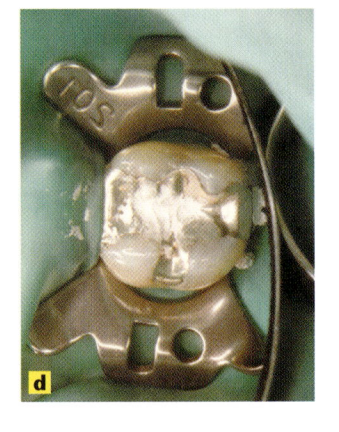

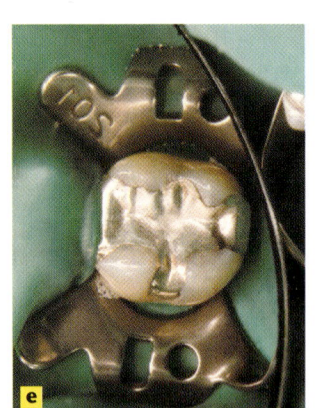

d) Situation nach Kondensation.

e) Situation nach Entfernung der Überschüsse.

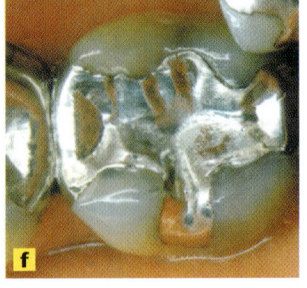

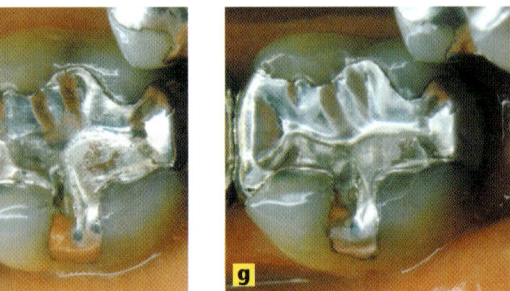

f) Füllung vor der Politur: Das Fehlen einer Schlifffacette beweist die richtige okklusale Adjustierung.

g) Situation nach der Politur.

21 Entfernung von Amalgamfüllungen

Die Entfernung von Amalgamfüllungen muss unter ausreichender Wasserkühlung und bei adäquater Absaugung geschehen, um eine Belastung der Umgebung und somit des Behandlers/zahnärztlichen Personals mit Quecksilber und Silber zu minimieren. Während durch entsprechende Vorsichtsmaßnahmen die Quecksilberbelastung unter die MAK (Maximale Arbeitsplatzkonzentration) gesenkt werden kann, trifft dies für die Silberbelastung nicht zu [145, 146]. Es gibt jedoch keinerlei Hinweise auf ein Gesundheitsrisiko durch das aus Amalgamfüllungen freigesetzte Silber für den Behandler und das zahnärztliche Personal [147].

Weniger im Hinblick auf die Freisetzung der Legierungsbestandteile des Amalgams, als vielmehr aus Gründen der Wärmeentwicklung und der Arbeitseffizienz ist auf die Verwendung von schleifendem Instrumentarium bei der Entfernung von Amalgamfüllungen zu verzichten. Stattdessen sind spanabhebend arbeitende Fräser zu benutzen.

22 Toxikologische Aspekte

Dem Amalgam wurde wegen seines Quecksilbergehaltes immer wieder eine lokale und/oder systemische Toxizität unterstellt.

Nach dem „Ersten Amalgamkrieg" Mitte des 19. Jahrhunderts in den USA fand eine im Schrifttum oft als „Zweiter Amalgamkrieg" bezeichnete Auseinandersetzung um diesen Werkstoff infolge einer Veröffentlichung des deutschen Chemikers *Stock* in den zwanziger und dreißiger Jahren des 20. Jahrhunderts statt [148]. Auf ihn geht die Behauptung einer nosologischen Entität des „Mikromerkurialismus", d.h. Gesundheitsstörungen durch kleinste Quecksilberdosen unterhalb aller Nachweisgrenzen, zurück, die nach heutigem Kenntnisstand über pathogenetische Beziehungsgefüge nicht haltbar ist [149].

Mit der wissenschaftlich nicht begründeten Spekulation des Schweizer Neurologen *Baasch*, dass ein Zusammenhang zwischen der Verwendung von Amalgam und der Multiplen Sklerose bestehe, wurde dieser Werkstoff Mitte der sechziger Jahre wiederum zum Gegenstand heftiger Diskussion [150, 151]. Seitdem kam die Auseinandersetzung über die vermeintliche Schädlichkeit von Amalgam eigentlich nicht mehr zur Ruhe. In den letzten Jahren sorgten die reißerischen Berichte von einem und über einen deutschen Arzt *Daunderer*, dem die Empfehlung zur Entfernung von Amalgamfüllungen unter dem Schutz von Gasmasken zugeschrieben wird, für Aufsehen in der Presse, sie disqualifizierten die Amalgamgegner aber zusehends als ernst zu nehmende Diskussionspartner [152]. Inwiefern die heutige Auseinandersetzung um das Amalgam als „Dritter Amalgamkrieg" zu bezeichnen sein wird, wird die Geschichte zeigen.

Nicht zuletzt wegen der häufigen Anfeindungen und der sich daraus ergebenden Untersuchungen gilt Silberamalgam heute als der am meisten und am besten untersuchte Werkstoff der restaurativen Zahnheilkunde. In Verbindung mit der langen klinischen Erfahrung mit diesem Werkstoff ist es insofern möglich, Aussagen hinsichtlich toxikologischer Gesichtspunkte mit einer hohen Sicherheit zu treffen.

Von den im Silberamalgam legierten Metallen könnten im Hinblick auf eine Toxizität bzw. eine Allergisierung prinzipiell nur Kupfer und Quecksilber eine Relevanz haben. Aufgrund der nur geringen Menge des freigesetzten Kupfers, die maximal weniger als ein Prozent der täglich durch die Nahrung aufgenommenen Menge ausmacht, ist eine Intoxikation durch diesen Legierungsbestandteil auszuschließen. Im Schrifttum sind nur zwei Fälle beschrieben, in denen es aufgrund des Kupferanteils zu Inkompatibilitäten gegenüber Amalgam kam [153, 154].

Die toxische Wirkung des Quecksilbers ist abhängig von der Form, in welcher das Schwermetall (elementar, anorganisch, organisch) vorliegt. Dies wird in der Diskussion um diesen Werkstoff immer wieder vernachlässigt und ist Ursache verwirrender Aussagen [155]. In der Zahnarztpraxis ist eine Belastung mit Quecksilber nur in seiner elementaren und seiner anorganischen Form möglich. Elementares/anorganisches Quecksilber ist hinsichtlich seiner Bioverfügbarkeit und seiner Toxizität nicht mit den organischen Quecksilberverbindungen vergleichbar, die zu so furchtbaren Unglücksfällen geführt haben, wie in den fünfziger und sechziger Jahren zu einer Massenvergiftung in Japan (Minamata) durch den Konsum von belasteten Meerestieren und in den frühen siebziger Jahren im Irak durch den Verzehr von mit Quecksilberverbindungen behandeltem Saatgut [156, 157]. Die in Laienkreisen verbreitete Furcht vor diesem Metall begründet sich insofern auf einer Gleichsetzung der Gefährlichkeit der unterschiedlichen Substanzgruppen.

Elementares Quecksilber kann aufgrund seiner Lipidlöslichkeit die Blut-Hirn-Schranke und die Plazenta-Schranke passieren. Eine erhöhte Belastung des Organismus mit elementarem Quecksilber würde somit hauptsächlich zu einer Konzentrationserhöhung im Gehirn und im fetalen/embryonalen Gewebe führen. Anorganisches Quecksilber bzw. im Blut durch Oxidation in die anorganische Form überführtes elementares Quecksilber weist eine hohe Affinität zu Proteinen, insbesondere den Sulfhydrilgruppen, auf. Durch die Ablagerung in der Leber und in der Niere wären nach einer überhöhten Zufuhr anorganischer Quecksilberverbindungen Schäden hauptsächlich an diesen Organen zu erwarten.

Das bei der Füllungstherapie mit Amalgam freigesetzte Quecksilber wird nur zu ca. $1/_{100}$ aus dem Margen-Darm-Trakt resorbiert und innerhalb kurzer Zeit wieder vollständig ausgeschieden [158]. Durch chemische Prozesse kann es während dieser Zeit, insbesondere an Grenzflächen zu Umwandlungsprozessen in organisches Quecksilber kommen. Dies hat aufgrund der geringen Menge aber keine toxikologische Relevanz [159].

Zu einer vermehrten Quecksilber-Exposition des Patienten kann es beim Legen der Füllung, in der mehrere Stunden dauernden Abbindephase, bei der Politur und bei der Wiederentfernung der Füllung kommen. Die Quecksilberbelastung durch Amalgamfüllungen während deren Gebrauchsperiode ist vernachlässigbar [160]. Der im Zusammenhang mit der Herstellung von Amalgamrestaurationen beobachtete Anstieg der Quecksilberwerte im Blut und Urin erreicht nach ca. 70 Std. sein Maximum, um dann innerhalb eines Intervalls von zwei Wochen wieder auf den Normalwert abzufallen [161]. Die durch die Amalgamfüllungstherapie bedingte zusätzliche Belastung erreicht aber gerade die Hälfte der durch die Nahrung aufgenommenen Menge an Quecksilber. Die Behauptung einer Gefährdung der Patienten durch das im Amalgam befindliche Quecksilber ist damit maßlos übertrieben.

Die zeitweilig vertretene Messung der Quecksilberbelastung mittels sog. „Mobilisationstests" beruht auf der irrigen Vorstellung einer Gleichverteilung des Quecksilbers in den Körperkompartimenten und ist somit ohne Aussagekraft [162, 163, 164].

Die im Rahmen der Diskussion um das Amalgam immer wieder aufgeführten Gefahren durch eine Allergisierung bzw. Sensibilisierung können sich nicht auf das metallische, sondern nur auf das amalgamunspezifisch gebundene Quecksilber beziehen. Nach heutigem Kenntnisstand handelt es sich bei diesen Allergien um im Vergleich zu anderen Metallen extrem seltene Kontaktallergien [165]. In einer Literaturrecherche des Zeitraums zwischen 1905 und 1986 fanden *Veron* et al. (1986) insgesamt 41 publizierte Falldarstellungen [166]. Die Diskrepanz zwischen diesen Fallzahlen und den in der Regenbogenpresse erscheinenden bzw. in manchen Praxen mittels „Mundstrom-Messungen" bzw. „Elektroakupunktur-Verfahren" ermittelten Fallzahlen von Allergien spricht für die Unseriosität letzterer Angaben. Die Testung auf eine Kontaktallergie erfolgt mittels Epikutantests (Patchtest). Da im Fall von Quecksilberverbindungen die Durchführung und Interpretation eine besondere Erfahrung erfordert und die Diagnosestellung erhebliche Konsequenzen für den Allergieträger nach sich zieht, sollte bei Verdacht einer entsprechenden Allergie die endgültige Abklärung der Fachabteilung einer dermatologischen Klinik vorbehalten bleiben [167]. Für den Patchtest werden bei Verdacht auf eine Amalgamallergie Sublimat ($HgCl_2$) in einer Konzentration von 0,05 bis 0,1%, ein 1%iges Hg-Präzipitat (NH_2HgCl) und abgebundenes Amalgam benutzt. Die Abklärung einer Allergie bzw. „toxischer Auswirkungen" von Amalgamfüllungen auf den Gesamtorganismus mittels Verfahren wie der Elektroakupunktur (nach *Voll*) entbehrt jeglicher wissenschaftlichen Grundlage [168, 169]. Der Fall eines Suizids nach Offenbarung einer derart diagnostizierten, vermeintlichen Quecksilbervergiftung mahnt zur Unterlassung solch ungeeigneter Testverfahren.

Letztendlich gilt es zu bedenken, dass viele der auf eine „Amalgamvergiftung", „Amalgamallergie" o.Ä. zurückgeführten Symptome auch Ausdruck psychosomatischer Störungen sein können. Dementsprechend ist die Anzahl psychiatrisch auffällig erscheinender Probanden in der Gruppe der „Amalgamunverträglichen" vergleichsweise hoch [170]. Auch der von ihm selbst beschriebene „Leidensweg" von *Stock*, dessen über 50 Schriften die Amalgamdiskussion in der ersten Hälfte des 20. Jahrhunderts unterhalten hatten, offenbart eindeutig psychopathologische Züge [171].

Dementsprechend sind auch „Spontanheilungen" nach Entfernung aller Amalgamfüllungen, wie sie immer wieder durch die Laienpresse verbreitet werden, auf den Placeboeffekt zurückzuführen.

23 Lokale Nebenwirkungen von Amalgam

An lokalen Nebenwirkungen des Amalgams sind die sog. Amalgam-Tätowierung der Gingiva bzw. Mundschleimhaut und ein oraler Lichen planus bekannt.

Bei der **Amalgamtätowierung** richtet sich das Muster der Gewebereaktion nach der Größe der in das Gewebe versprengten Partikel. Größere, umschriebene Partikel werden bindegewebig umkapselt bzw. führen zu einer lokal begrenzten Entzündungsreaktion in Form eines Fremdkörper-Granuloms. Feinere Partikel in Form von Schleifstäuben werden phagozytiert [172, 173]. Die bläulich bis grau-schwarzen flächigen Verfärbung der Gingiva sind auf das im Gewebe zurückbleibende Silber zurückzuführen [174, 175]. Amalgampartikel bzw. -stäube können beim Beschleifen von Amalgamaufbauten, beim Entfernen gingival/subgingival gelegener Amalgamfüllungen und durch Versprengen von Partikeln bei retrograden Wurzelfüllungen in das Gewebe gelangen (Abb. 79a u. b).

Unter einem **oralen Lichen planus** versteht man eine asymptomatische, weißliche Felderung der Mundschleimhaut. Hinsichtlich der Ätiologie bildet der Lichen planus keine nosologische Entität, über die Pathogenese besteht auch heute noch weitestgehend Unklarheit. Steht der Lichen planus in einem lokalen Zusammenhang mit einer Amalgamfüllung, sollte diese zunächst poliert, bei Persistieren der Effloreszenz entfernt werden [176, 177]. Nur bei ca. 10% der Patienten verschwindet die Effloreszenz nach der Entfernung der Amalgamfüllung. Der Lichen planus kommt aber auch im Zusammenhang mit anderen Füllungsmaterialien vor, so dass auch der Kontakt rauer Oberflächen als ätiologischer (Co-)Faktor diskutiert wird [178].

Lokale Nebenwirkungen von Amalgam

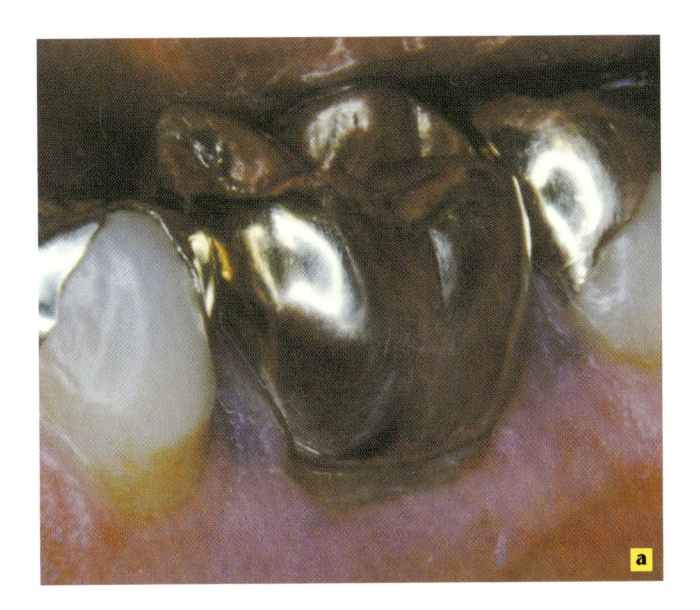

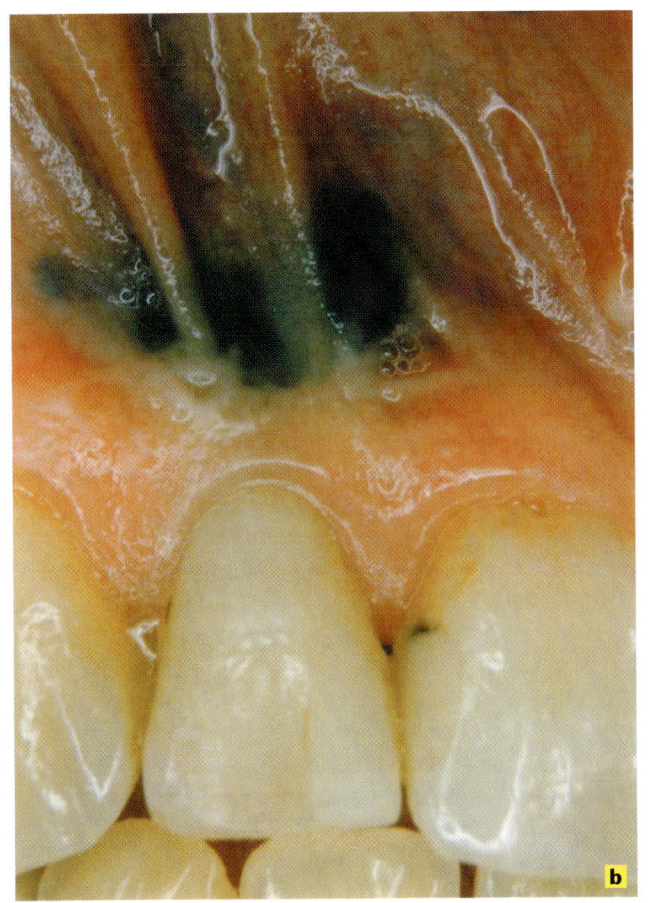

Abb. 79a u. b
Amalgampigmentierungen.
a) Mesial und distal des ersten Molaren.
b) Nach Resektion und retrograder Füllung mit Amalgam: Bei hoher Lachlinie können derartige Pigmentierungen erheblich entstellen; ihre operative Entfernung gestaltet sich erfahrungsgemäß schwierig.

24 Arbeitssicherheit

Quecksilber hat mit -38,9 °C den tiefsten Schmelzpunkt aller Metalle. Der hohe Dampfdruck bedingt bei einer Umgebungstemperatur von 20–30 °C eine Konzentration von 13–30 mg/m³ Luft. Dieser Wert liegt weit über der in Deutschland maximal erlaubten Arbeitsplatzkonzentration (MAK) von 0,1 mg Hg/m³ (Großbritannien 0,075 mg Hg/m³; Schweiz 0,05 mg Hg/m³) [179]. Aus diesem Grund darf Quecksilber niemals offen gelagert und verarbeitet werden. Die hohe Temperaturabhängigkeit des Dampfdrucks verbietet die Lagerung und Verarbeitung von Amalgam (Kapseln/Amalgamator etc.) in der Nähe von Heizungen bzw. an Orten direkter Sonneneinstrahlung [180]. Unter der Bedingung eines fachgerechten Umgangs mit dem Werkstoff Amalgam liegt die durchschnittliche Quecksilberbelastung der Praxisluft bei 4 µg/m³, also weit unter der zulässigen MAK [181, 182]. Eine erhöhte Quecksilber-Exposition des zahnärztlichen Personals kann nur auf einer nicht adäquaten Lagerung, Verarbeitung oder Entsorgung von Quecksilber bzw. Amalgam beruhen.

Der biologisch vom Organismus noch tolerierte Höchstwert eines Werkstoffs wird als BAT-Wert (biologischer Arbeitsstofftoleranzwert) bezeichnet und beträgt für Quecksilber 200 µg/l Urin bzw. 50 µg/l Blut. Er wird bei der Verarbeitung von Amalgam weder beim Behandler noch beim Patienten erreicht.

Eine hohe Quecksilberdampfentwicklung ist prinzipiell im Verlauf der Trituration, beim Öffnen von Kapseln, bei der Überführung und Zwischenlagerung im Amalgambrunnen sowie während des Kondensationsvorganges zu erwarten. Die in diesem Rahmen stattfindende Quecksilber-Kontamination der Umgebung muss bei der Amalgamfülltechnik als unvermeidlich angesehen werden. Vermeidbar dagegen ist die Freisetzung von Quecksilberdampf aus Materialresten offen liegender Kapseln, wenn diese während des Arbeitsprozesses sofort entsorgt werden. Amalgamreste werden bis zur endgültigen Entsorgung unter Wasser oder speziell zu diesem Zweck angebotenen Lösungen aufbewahrt.

Zusammenfassend ist zu sagen, dass die Gefahr einer Quecksilberexposition mit einem gesundheitlichen Risiko sowohl für die Patienten als auch das zahnärztliche Personal weit überschätzt wird [183, 184]. Eine generelle Ablehnung des Werkstoffs Amalgam – meist mit hintergründigen Motiven weltanschaulicher oder pekuniärer Art – ist angesichts der beschränkten Palette vorhandener Restaurationsmaterialien mit einer lege artis Behandlung kariöser Defekte nicht vereinbar.

25 Entsorgung

Die natürliche Emission von Quecksilber über Vulkanismus, aus natürlichen Gewässern und durch Freisetzung aus fossilen Brennstoffen übertrifft die der technischen Verwendung (Elektronik, chemische Industrie, Pharmaindustrie und Zahnheilkunde) bei weitem. Die Verwendung von Amalgam trägt mit einem Anteil zwischen 3 und 5% zum industriell bedingten Gesamtverbrauch von Quecksilber bei. Insgesamt tragen dadurch Dentalprodukte mit ca. 0,3%, das sind mengenmäßig in Deutschland 10 t p.a., zur ökologischen Gesamtbelastung durch Quecksilber bei [185]. Vor diesem Hintergrund sind die gesetzlich vorgeschriebenen Maßnahmen zur Entsorgung von Amalgam/Quecksilber in der Zahnarztpraxis und die seit 1990 etablierten Vorschriften zum Einbau von Amalgamabscheidern bzw. deren rigide Überwachung seitens behördlicher Stellen inadäquat.

Grundsätzlich ist es aber sinnvoll, jede Möglichkeit zu unterbinden, die Quecksilber in die Umwelt entlässt, da es in der Natur in Form biologisch gefährlicher Verbindungen akkumulieren und über die Nahrungskette auf den Menschen zurückwirken kann. Der Umstand, dass Amalgam/Quecksilber im Mund als Füllung nicht gefährlich ist, im Abwasser aber wohl eine Gefährdung darstellen kann, ist naturwissenschaftlichen Laien nur schwer zu vermitteln.

Die Routinen der Entsorgung Amalgam-/Quecksilber-kontaminierter Güter aus der Zahnarztpraxis sind seit langem etabliert. Quecksilber-kontaminierte Praxisabfälle werden sortiert, getrennt gesammelt und dem Recycling respektive der Entsorgung zugeführt. In letzter Zeit werden Zweifel daran geäußert, ob ein Recycling tatsächlich weniger umweltbelastend ist als die Entsorgung auf konventionellen Müllkippen, deren Konstruktion die Kontamination der Umwelt mit Quecksilber weitestgehend ausschließt [186]. Das anaerobe Milieu der Deponie leistet der Umwandlung zum schwer löslichen HgS Vorschub, wodurch letztendlich der Anfall der jährlich 10 t Quecksilber aus Amalgamresten in Deutschland zu einer effektiven Umweltbelastung von nur 7 kg Quecksilber p.a. führt. Erhebliche Mengen elementaren Quecksilbers werden im Rahmen von Feuerbestattungen freigesetzt. Insofern ist die Umgebung von Krematorien in erhöhtem Maße durch Quecksilber belastet.

26 Biokompatibilität

Dem Werkstoff Amalgam wird bei richtiger Verarbeitung eine ausreichende Biokompatibilität hinsichtlich des Endodonts und des marginalen Parodonts bescheinigt [187, 188].
Veränderungen des Pulpagewebes bei Zähnen, die mit Amalgamfüllungen versorgt wurden, entsprechen den auch unter anderen Füllungsmaterialien histologisch zu beobachtenden Veränderungen und sind hauptsächlich auf das Trauma durch die Karies bzw. die Präparations- und Restaurationsmaßnahmen zurückzuführen. Eine toxische Schädigung der Pulpa durch Quecksilber bzw. dessen Ionen findet nicht statt [189]. Dass eine Diffusion von Kupfer- bzw. Silberionen aus dem Füllungsmaterial klinisch relevante Veränderungen der Pulpa hervorrufen kann, ist unwahrscheinlich [190].
Unabhängig vom verwendeten Material hängt die Reaktion des marginalen Parodonts hauptsächlich von den Oberflächeneigenschaften der Restauration und der Integrität des Füllungsrandes ab [191]. Eine lokale Entzündung in direkter Beziehung zu einer gingival respektive subgingival extendierten Amalgamfüllung ist durch die Entfernung eventuell vorhandener Überstände bzw. eine adäquate Oberflächenpolitur zu beheben [192, 193]. Im Hinblick auf parodontale Reaktionen auf das Material Amalgam selbst bzw. dessen Legierungsbestandteile wird – analog den vergossenen Goldlegierungen – immer wieder Kupfer als potentieller zytotoxischer Bestandteil diskutiert [194].

27 Quecksilberaustauschwerkstoffe – Amalgamersatzwerkstoffe

Die irrationalen Ängste hinsichtlich des im Amalgam enthaltenen Quecksilbers führten zur Suche nach neuen Materialien für die zahnärztliche Füllungstherapie. Prinzipiell ist dabei zwischen der Modifizierung des Werkstoffs Amalgam (Quecksilberaustauschwerkstoffe) und dem Ersatz durch in ihrer chemischen Formulierung grundsätzlich unterschiedliche Materialien (Amalgamersatzwerkstoffe) zu unterscheiden.

Die Suche nach „Quecksilberaustauschwerkstoffen" führte zu der Idee der zum Quecksilber alternativen Verwendung von Gallium bzw. Indium. Gallium hat mit allen infrage kommenden Legierungspartnern eine Wärmetönung, die im Gegensatz zu derjenigen des Quecksilbers nicht beherrschbar ist. Zudem ist die Korrosionsresistenz von Galliumlegierungen um ein Vielfaches geringer als die der Amalgame. Insofern stellen die Galliumlegierungen keine brauchbare Alternative für das Amalgam dar. Der Einsatz von Indium ist über das Versuchsstadium nicht hinausgekommen und wurde industriell nicht weiter verfolgt.

Eigentliche „Amalgamersatzwerkstoffe", also Materialien, die in allen Indikationsgebieten der Amalgamfüllung gleicherweise, unter gleichen Kautelen und mit gleicher Therapiesicherheit eingesetzt werden können, sind derzeit nicht verfügbar. Die heute gebräuchlichen Füllungswerkstoffe, wie sie die Glasionomerzemente und die Composites, aber auch die Gusslegierungen darstellen, können nur jeweils ein Teilgebiet des Indikationsspektrums der Amalgamfüllung abdecken.

28 Diskussion und Ausblick

Der Werkstoff Amalgam ist unbeliebt bei den Patienten, weil sie durch unsachgemäße Darstellungen in der Presse verunsichert sind, bei den Zahnärzten, weil sie durch eben diese Fehlinformation der Patienten in einen ungerechtfertigen Rechtfertigungszwang geraten und bei den Herstellern der Vorlegierungspulver, weil ihnen durch die unzureichenden und verwirrenden rechtlichen Rahmenbedingungen finanzielle Schäden droh(t)en („Degussa-Vergleich", Einstellung der Produktion von Vorlegierungspulvern durch die Degussa 1993) [195].

Wurde die Zahnärzteschaft in der Vergangenheit über die durch die Massenmedien konditionierten Patienten indirekt oder direkt genötigt, Amalgam durch unerprobte Werkstoffe zu ersetzen, so hat sich die Situation heute insofern geändert, als dass durch das Konsenspapier eine strukturqualitative Absicherung der Anwendung von Amalgam erfolgte. Auch auf internationaler Ebene wurde erst jüngst von der American Dental Association (ADA) klar Stellung genommen und dem Amalgam als zahnärztlichem Füllungswerkstoff explizit die Unbedenklichkeit hinsichtlich Toxikologie, Mutagenität u.ä. bescheinigt.

Auch in der Allgemeinpresse erschienen in der letzten Zeit erstmals gründlich recherchierte Artikel, deren Tenor sich eher gegen diejenigen richtet, die bedenkenlos die Verwendung von Amalgam verteufelten, z.B. „Die Amalgam Lüge" in „Das Beste Reader's Digest" [196].

Hinsichtlich der Prozesssicherheit muss festgestellt werden, dass Amalgamfüllungen aus Vorlegierungspulvern heutiger Formulierung als γ_2-Phase-freie Werkstoffe bei korrekter Verarbeitung mit keinerlei gesundheitlichen Risiken für den Patienten bzw. den Zahnarzt und sein Personal verbunden sind.

Aufgrund ihrer hervorragenden Werkstoffeigenschaften stellen die heutigen Amalgamspezifikationen im Rahmen ihres Indikationsgebietes eine hinsichtlich der Strukturqualität, der Prozessqualität und der Ergebnisqualität optimale Versorgung kleiner kariöser Defekte dar. Da es in seinem Indikationsbereich keine adäquaten Alternativen gibt, wäre ein Verzicht auf diesen Werkstoff mit einem gravierenden Nachteil für die Gesundheit der zu versorgenden Bevölkerung ver-

bunden und würde im Hinblick auf die aufzubringenden Kosten volkswirtschaftlich nicht vertretbar sein [197].
Der willkürliche, auf dem Dünkel einer vermeintlichen Toxizität oder ähnlichem begründete Ersatz von Amalgam durch andere Füllungswerkstoffe führt durch die unnötige Opferung von Zahnsubstanz bzw. durch einen höheren Folgeschaden der Therapie zu einer inadäquaten Versorgung der Patienten. Insofern wird Amalgam auch in der nächsten Zeit ein unverzichtbares Restaurationsmaterial in der Zahnheilkunde darstellen (Abb. 80).

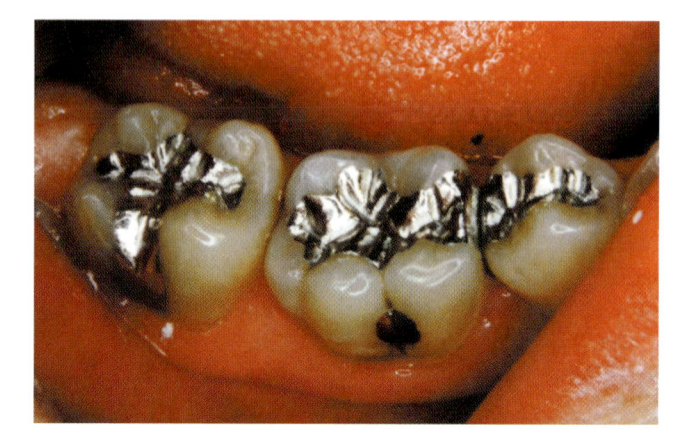

Abb. 80
Die Amalgamfüllung ist für eine lege-artis-Behandlung kariöser Läsionen unverzichtbar.

Literatur

1. *Riethe, P.*: Geschichtliche Entwicklung der Amalgame. Dtsch Zahnärztl Z 35, 443–449 (1980)
2. *Hsi-T'ao, C.*: The use of amalgam as filling material in dentistry in ancient China. Chinese Med J 76, 553–555 (1958)
3. *Taveau, O.*: Notice sur un ciment obliterique pour arreter et querir la carie des dents. 5. Aufl. Paris 1843
4. *Flagg, J.F.*: The amalgam question. Dent Cosmos 1945
5. *Tomes, J.*: Über gewisse Eigenschaften der Amalgame, welche zum Auffüllen schadhafter Zähne verwendet werden. Der Zahnarzt 17, 52 und 120 (1862)
6. *Black, G.V.*: Konservierende Zahnheilkunde, Band 2: Die Technik der Zahnfüllung. Meusser, Berlin 1914
7. *Witzel, A.*: Über den Gebrauch der Amalgame in der zahnärztlichen Praxis. Dtsch Vjschr Zahnheilk 12, 285–298 (1872)
8. *Witzel, A.*: Das Füllen der Zähne mit Amalgam. Berlinische Verlagsanstalt, Berlin 1899
9. *Black, G.V.*: The physical properties of the silver-tin-amalgams. Dent Cosmos 38, 965 (1896)
10. *Innes, D.B.K., Youdelis, W.V.*: Dispersion strengthened amalgam. J Can Dent Assoc 29, 105–109 (1963)
11. *Mahler, D.B., Terkla, L.G., Van Eysdan, J., Reisbick, M.H.*: Marginal fracture vs mechanical properties of amalgam. J Dent Res 49, 1452–1457 (1970)
12. *Kropp, R.*: Die Non-gamma-2-Amalgame der ersten und zweiten Generation. Phillip J 3, 114–120 (1986)
13. *Visser, H.*: Quecksilber-Exposition durch Amalgamfüllungen. Hüthig, Heidelberg 1993
14. *Jørgensen, K.D.*: The mechanism of marginal fracture of amalgam fillings. Acta odont scand 23, 347–352 (1965)
15. *Dermann, K.*: Entwicklungstendenzen bei Dentalamalgamen. Dtsch Zahnärztl Z 34, 395–397 (1979)
16. *Wagner, E.*: Beitrag zur Klärung des Korrosionsverhaltens der Silber-Zinn-Amalgame. Dtsch Zahnärztl Z 17, 99–101 (1962)
17. *Hohmann, W.*: Werkstoffkundliche Gegebenheiten zahnärztlicher Amalgame. Dental Forum 2 (1), 1–4 (1992)
18. *Kropp, R.*: Die Non-gamma-2-Amalgame der ersten und der zweiten Generation. Philipp J 3, 114–120 (1986)
19. *Jendresen, M.D., Ryge, G.*: Effects of particle thickness of zinc and non-zinc alloys. Dent Progr Chicago 1, 25–32 (1960)
20. *Dreyer-Jørgensen, K.*: Amalgame in der Zahnheilkunde. Hanser, München 1977
21. *Klötzer, W.T.*: Vergleichende werkstoffkundliche Untersuchungen von Kugelamalgamen und konventionellen Splitteramalgamen. Dtsch Zahnärztl Z 23, 1438–1445 (1968)
22. *Sorg, T., Studer, S., Lutz, F.*: Amalgam – Klassifikation und Wertung. Schweiz Monatsschr Zahnmed 99, 1164–1173 (1989)
23. *Demaree, N.C., Taylor, D.F.*: Properties of dental amalgams made from spherical alloy particles. J Dent Res 41, 890–906 (1962)
24. *Wirz, J., Schmidli, F.*: Kontamination der Praxisluft mit Quecksilber durch neue Amalgam-Misch- und -Dosierungssysteme. Schweiz Mschr Zahnmed 96, 1053–1060 (1986)
25. *Vesely, V., Wirz, J.*: Dichtigkeit von Amalgamkapseln auf Quecksilberdämpfe. Schweiz Monatsschr Zahnmed 94, 511–523 (1984)

26. *Letzel, H., Fick, J.M., Aardening, C.J., Van Leusen, J., Vrijhoef, M.M.A.*: Influence of rubber dam use on clinical behaviour of amalgam restorations. J Dent Res 58, 180 (1979)
27. *Letzel, H., Vrijhoef, M.M.A.*: Condensation methods vs. the clinical behavior of amalgam restorations. J Dent Res 61, 567 (1982)
28. *Wirz, J.*: Physikalische Eigenschaften manuell und maschinell gestopfter Silberamalgame. Quintess Zahnärztl Lit 3, 493–503 (1982)
29. *Ilg, V.K.*: Über das Stopfen des Amalgams. Dtsch Zahnärztl Z 8, 259 (1951)
30. *Farah, J.W., Powers, J.M.*: Amalgams. Dent Advisor 1, 1–6 (1984)
31. *Wiland, L.*: Carving dental restorations. J Prosth Dent 39: 582–586 (1978)
32. *Motsch, A.*: Die Gestaltung der Kaufläche einer Amalgamfüllung. Dtsch Zahnärztl Z 35, 469–473 (1980)
33. *Riethe, P.*: Kariesprophylaxe und konservierende Therapie. Thieme, Stuttgart 1995
34. *Gharevi, N.*: Die Amalgamfüllung vor und nach Politur, eine rasterelektronenmikroskopische Studie. Dtsch Zahnärztl Z 36, 845–853 (1981)
35. *Rubinstein, J., Massler, M.*: Polishing of amalgam. J Dent Res 40, 773–774 (1961)
36. *Stachniss, V.*: Die Politur der Amalgamfüllung. Dtsch Zahnärztl Z 35, 474–478 (1980)
37. *Rubinstein, J.*: Korrosion der unpolierten und polierten Amalgamfüllung. Schweiz Monatsschr Zahnheilk 73, 647 (1963)
38. *Lovadino, J.R., Ruhnke, L.A., Consani, S.*: Influence of burnishing on amalgam adaptation to cavity walls. J Prosth Dent 58, 284–286 (1987)
39. *Wirz, J., Schwander, Ch., Schmidli, F.*: Amalgampolituren im klinischen Test. Quintessenz 39, 1571–1582 (1988)
40. *Akerboom, H.B.M., Advokaat, J.G.A., van Amerongen, W.E., Borgmeijer, P.J.*: Long-term evaluation and rerestoration of amalgam restoration. Community Dent Oral Epidemiol 21, 45–48 (1993)
41. *Advokaat, J.G.A., van't Hof, M.A., Akerboom, H.B., Borgmeijer, P.J.*: Treatment times of amalgam restorations. Community Dent Oral Epidemiol 20, 200–203 (1992)
42. *Plasmans, P.J.J.M., van't Hof, M.A.*: Treatment time analysis for extensive amalgam restorations. Community Dent Oral Epidemiol 15, 192–196 (1987)
43. *Barbakow, F., Ackermann, M., Krejci, I., Lutz, F.*: Amalgam als Mass in der Füllungstherapie. Schweiz Monatsschr Zahnmed 104: 1341–1350 (1994)
44. *Kamann, W., Gängler, P.*: Treatment time analysis of amalgam, composite and direct gold restorations. J Dent Res 78, 144 (1999)
45. *Kamann, W.K., Gängler, P.*: Untersuchung zum Zeitaufwand von Restaurationen. Vergleich der Verarbeitungszeiten von Amalgam, Komposit und plastischem Gold. Zahnärztl Welt Ref 108, 428–432 (1999)
46. *O'Hara, J.W., Clark, L.L.*: The evolution of the contemporary cavity preparation. J Am Dent Assoc 108, 993–997 (1984)
47. *Stachniss, V., Darwish, M., Hoppe, W.*: Die Qualität der approximalen Amalgamfüllung in bezug auf die Kavitätenform. Dtsch Zahnärztl Z 32, 472–474 (1977)
48. *Gainsford, J.D.*: Silberamalgam in der zahnärztlichen Praxis. Thieme, Stuttgart 1983
49. *Qvist, V., Johannessen, L., Bruun, M.*: Progression of approximal caries in relation to iatrogenic preparation damage. J Dent Res 71, 1370–1373 (1992)

50. *Lussi, A.*: Verletzung der Nachbarzähne bei der Präparation approximaler Kavitäten. Schweiz Monatsschr Zahnmed 105, 1259–1264 (1995)
51. *Boyde, A., Knight, P.J.*: Scanning electron microscope studies of class II cavity margins. Brit Dent J 133, 331–337 (1972)
52. *Akerboom, H.B.M.*: Amalgaamrestauraties nader bekeken. De caviteitspreparatie. Ph.D. Thesis. Amsterdam, Free University, 1985
53. *Strickland, W.D., Wilder A.D.*: Amalgam restorations for class I cavity preparations. In: Sturdevand, C.M. et al.: The art and science of operative dentistry. Mosby, St. Louis 1985
54. *Strickland, W.D., Wilder A.D.*: Amalgam restorations for class II cavity preparations. In: Sturdevand, C.M. et al.: The art and science of operative dentistry. Mosby, St. Louis 1985
55. *Strickland, W.D., Wilder A.D.*: Amalgam restorations for classes III, V, and VI cavity preparations. In: Sturdevand, C.M. et al.: The art and science of operative dentistry. Mosby, St. Louis 1985
56. *Markley, M.*: Pin reinforcement and retention of amalgam foundations and restorations. J Am Dent Assoc 56, 675–679 (1958)
57. *Dilts, W.E., Welk, D.A., Laswell, H.R.*: Crazing of tooth structure associated with placement of pins for amalgam restorations. J Am Dent Assoc 81, 387–391 (1970)
58. *Outhwaite, W.C., Garman, Th.A., Pashley, D.H.*: Pin vs. slot retention in extensive amalgam restorations. J Prothet Dent 41, 396–400 (1979)
59. *Witzel, A.*: Das Füllen der Zähne mit Amalgam. Berlinische Verlagsanstalt, Berlin 1899
60. *Varga, J., Matsumura, H., Masuhara, E.*: Bonding of amalgam filling to tooth cavity with adhesive resin. Dent Mat J 5, 158–164 (1986)
61. *Bearn, D.R., Saunders, E.M., Saunders, W.P.*: The bonded amalgam restoration – a review of the literature and report of its use in the treatment of four cases of cracked-tooth syndrome. Quintessence Int 25, 321–326 (1994)
62. *Brännström, M.*: Communication between the oral cavity and the dental pulp associated with restorative treatment. Oper Dent 9, 57 (1984)
63. *Craig, R.G., Peyton, F.A.*: Restorative dental materials. 5th ed. C.V. Mosby, St. Louis 1975
64. *Brännström, M.*: Dentin and pulp in restorative dentistry. Wolfe Medical Publ Ltd, London 1982
65. *Pashley, D.H.*: Consideration of dentine permeability in cytotoxicity testing. Int Endod J 21, 143 (1988)
66. *Welker, D.*: Aluminium-Siliko-Polycarboxylatzement (ASPA) im vergleichend-werkstoffkundlichen Test II. Dtsch Zahnärztl Z 36, 478–491(1981)
67. *Brännström, M., Nyborg, H.*: Dentinal and pulpal response. IV. Pulp reaction to zinc phosphate cement. A morphologic study on dog and man. Odont Revy 11, 37 (1960)
68. *Motsch, A.*: Kritische Betrachtung verschiedener Matrizensysteme für die Kavitäten der Klasse II, III und V. Dtsch Zahnärztebl 22, 231–246 (1968)
69. *Hickel, R., Klaiber, B.*: Alternativen zum Amalgam. Dtsch Zahnärztl Z 47, 144–148 (1992)
70. *Trabert, K.C., Caputo, A.A., Abou-Rass, M.*: Tooth fracture: a comparison of endodontic and restorative treatments. J Endod 4, 341–345 (1978)
71. *Lovdahl, P.E., Nicholls, J.I.*: Pin-retained amalgam cores vs cast gold dowel cores. J Prothet Dent 38, 507–514 (1977)
72. *Abou-Rass, M., Donovan, T.E.*: The restoration of endodontically treated teeth. Calif Dent J 12, 61–67 (1993)

73. *Donovan, T.E., Chee, W.L.*: Endodontically treated teeth: a summary of restorative concerns. Calif Dent J 12, 49–56 (1993)
74. *Donald, H.l., Jeansonne, B.G., Gardiner, D.M., Sarkar, N.K.*: Influence of dentinal adhesives and a prefabricated post on fracture resistance of silver amalgam cores. J Prosthet Dent 77, 17–22 (1997)
75. *Bonilla, E.D.*: Fabrication of an amalgam core using a customized acrylic resin shell. Quintessence Int 29, 143–149 (1998)
76. *Frank, A.L., Glick, H.H., Patterson, S.S., Weine, F.S.*: Long-term evaluation of surgically placed amalgam fillings. J Endod 18: 391–398 (1992)
77. *Wirz, J., Steinemann, S.*: Korrosionsvorgänge in der Mundhöhle. Phillip J 4, 81–85 (1987)
78. *Wirz, J., Dillena, P., Schmidli, F.*: Quecksilbergehalt im Speichel. Quintess Zahnärztl Lit 42, 1161–1165 (1991)
79. *Holland, R.*: Galvanic currents between gold and amalgam. Scand J Dent Res 91, 488 (1980)
80. *Mumford, J.M.*: Pain due to galvanism. Br Dent J 108, 299–301 (1960)
81. *van Waes, H., Lutz, F.*: Elektrogalvanismus in der Mundhöhle. Schweiz Monatsschr Zahnmed 99, 203–209 (1989)
82. *Ahlquist, M., Bengtsson, C., Turmes, B. et al.*: Number of amalgam tooth fillings in relation to subjectively experienced symptoms in Swedish woman. Community Dent Oral Epidemiol 16, 227–231 (1988)
83. *Strobelt, O., Schiele, R., Estler, C.J.*: Zur Frage der Embryotoxizität von Quecksilber aus Amalgamfüllungen. Sonderdruck Zahnärztl Mitt 78, (1988)
84. *Kleman, D., Weinhold, J., Strubelt, R., Pentz, R., Jungblut, J.R., Klink, F.*: Einfluß von Amalgamfüllungen auf die Quecksilberkonzentration in Fruchtwasser und Muttermilch. Dtsch Zahnärztl Z 45, 142–145 (1990)
85. *Olstad, M.L., Holland, R.I., Pettersen, H.*: Effect of placement of amalgam restorations on urinary mercury concentrations. J Dent Res 69: 1607–1609 (1990)
86. *Smales, R.J.*: Longevity of low- and high-copper amalgams analyzed by preparation class, tooth site, patient age, and operator. Oper Dent 16, 162–168 (1991)
87. *Smales, R.J., Webster, D.A., Leppard, P.I., Dawson, A.S.*: Prediction of amalgam longevity. J Dent 19, 18–23 (1991)
88. *Marshall, S.J., Marshall, G.W.*: $Sn_4(OH)_6Cl_2$ and SnO corrosion products of amalgam. J Dent Res 59, 820–823 (1980)
89. *Marshall, S.J., Lin, J.C., Marshall, G.W.*: Cu_2O and $CuCl_2 3Cu(OH)_2$ corrosion products on copper rich dental amalgams. J Biomed Mater Res 16, 81–85 (1982)
90. *Dreyer-Jørgensen, K.*: Amalgame in der Zahnheilkunde. Hanser, München 1977
91. *Derman, K.*: Entwicklungstendenzen bei Dentalamalgamen. Dtsch Zahnärztl Z 34, 395–397 (1979)
92. *Sarkar, N.K.*: Creep, corrosion and marginal fracture of dental amalgams. J Oral Rehab 5, 413–423 (1978)
93. *Mahler, D.B., Terkla, L.G., Van Eysdan, J., Reisbick, M.H.*: Marginal fracture vs mechanical properties of amalgam. J Dent Res 49, 1452–1457 (1970)
94. *Miller, B.C., Charbenau, G.T.*: Sensivity of teeth with and without cement bases under amalgam restorations: a clinical study. Oper Dent 9, 130 (1984)
95. *Oleinisky, J.C., Baratieri, L.N., Ritter, A.V., Filipe, L.A., Torres de Freitas, S.F.*: Influence of finishing and polishing procedures on the decision to replace old amalgam restorations: an in vitro study. Quintessence International 27, 833–40 (1996)

96. *Mahler, D.B., Marantz, R.L.*: Clinical assessment of dental amalgam restorations. Int Dent J 30, 327–334 (1980)
97. *Smales, R.J.*: Longevity of low- and high-copper amalgams analyzed by preparations class, tooth site, patient age, and operator. Oper Dent 16, 162–168 (1991)
98. *Kamann, W.K.*: Die Astlochfraktur – Indikation zur Füllungserneuerung oder zur Füllungsreparatur. Quintessenz 47: 329–338 (1996)
99. *Marker, V.A., McKinney, T.W., Filler, W.H., Miller, B.H., Mitchell, R.J., Okabe, T.*: A study design for an in vivo investigation of marginal fracture in amalgam restorations. Dent Mater 3, 322–330 (1987)
100. *Derand, T.*: Marginal failure of amalgam class II restorations. J Dent Res 56, 481–485 (1977)
101. *Enderton, R.J.*: Longitudinal study of dental treatment in the General Dental Service in Scotland. Br. Dent J 155, 91–96 (1983)
102. *Maryniuk, G.A.*: In search of treatment longevity – a 30 years perspective. J Am Dent Assoc 109, 739–744 (1984)
103. *Crabb, H.S.M.*: The survival of dental restorations in a teaching hospital. Br Dent J 150, 315–318 (1981)
104. *Hoyer, I., Gängler, P., Wucherpfennig, G.*: Klinische Erfolgsbewertung der modifizierten Kavitätenpräparation bei grazilen Amalgamfüllungen. Dtsch Zahnärztl Z 47, 439–443 (1992)
105. *Westermann, W., Kerschbaum, Th., Hain, H.*: Verweildauer von ausgedehnten Amalgamfüllungen. Dtsch Zahnärztl Z 45, 743–747 (1990)
106. *Summit, J.B., Robbins, J.W.*: Longevity of complex amalgam restorations. J Dent Res 65, 329 (1987)
107. *Paterson, N.*: The longevity of restorations. Br Dent J 157, 23–25 (1984)
108. *Smales, R.J.*: Longevity of cusp-covered amalgams: survivals after 15 years. Oper Dent 16, 17–20 (1991)
109. *Osborne, J.W., Gale, E.N.*: Failure at the margin of amalgams as affected by cavity width, tooth position and alloy selection. J Dent Res 60, 681–685 (1981)
110. *Holland, I.S., Walls, A.W., Wallwork, M.A., Murray, J.J.*: The longevity of amalgam restorations in deciduous molars. Br Dent J 161, 255–258 (1986)
111. *Qvist, V., Thylstrup, A., Mjör, I.A.*: Restorative treatment patterns and longevity of resin restorations in Denmark. Acta Odont Scand 44, 351–356 (1986)
112. *Hickel, R., Voß, A.*: A comparison of glass cermet cement and amalgam restorations in deciduous molars. J Dent Child 57, 184–188 (1990)
113. *Elderton, R.J.*: Clinical studies concerning re-restauration of teeth. Adv Dent Res 4, 4–9 (1990)
114. *Klausner, L.H., Green, T.G., Charbeneau, G.T.*: Placement and replacement of amalgam restorations: a challenge for the profession. Oper Dent 12, 105–112 (1987)
115. *Maryniuk, G.A., Kaplan, S.H.*: Longevity of restorations: survey results of dentist's estimates and attitudes. J Am Dent Assoc 112, 39–45 (1986)
116. *Davies, J.A.*: The relationship between change of dentist and treatment received in the general dental service. Br Dent J 157, 322–324 (1984)
117. *Mjör, I.A.*: Orsaker till Revision av Fyllningar. Tandläkartidn 71, 552–556 (1979)
118. *Healey, H.J., Phillips, R.W.*: A clinical study of amalgam failures. J Dent Res 28, 439–446 (1949)
119. *Allen, D.N.*: The durability of conservative restorations. Br Dent J 126, 172–177 (1969)

120. *Richardson, A.S., Boyd, M.A.*: Replacement of silver amalgams by 50 dentists during 246 working days. J Can Dent Assoc 39, 556–559 (1973)
121. *Lavelle, C.L.B.*: A cross-sectional longitudinal survey into the durability of amalgam restorations. J Dent 4, 139–143 (1976)
122. *Nuckles, D.B., Sneed, W.D., Bayme, J.B., Collins, D.E., Hook, C.R., Welsh, E.L.*: Faculty differences in replacement decisions for amalgam restorations. Quintessence Int 22, 533–540 (1991)
123. *Allander, L., Birkhed, D., Bratthall, D.*: Reasons for replacement of class II amalgam restorations in private practice. Swed Dent J 14, 179–184 (1990)
124. *Kroeze, H.J.P., Plasschaert, A.J., Van't Hof, M.A., Truin, G.J.*: Prevalence and need for replacement of amalgam and composite restorations in Dutch adults. J Dent Res 69, 1270–1274 (1990)
125. *Mjör, I.A., Toffenetti, F.*: Placement and replacement of amalgam restorations in Italy. Oper Dent 17, 70–73 (1992)
126. *Espelid, I., Tveit, A.B.*: Diagnosis of secondary caries and crevices adjacent to amalgam. Int Dent J 41, 359–364 (1991)
127. *Orstavik, D.*: Antibacterial properties of and element release from some dental amalgams. Acta Odontol Scand 43, 231–239 (1985)
128. *Olsson, S., Berglund, A., Bergman, M.*: Release of elements due to electrochemical corrosion of dental amalgam. J Dent Res 73, 33–43 (1994)
129. *Elderton, R.J., Merrett, M.C.W.*: Variation among dentists in identifying reasons for marginal deterioration of restorations. J Dent Res 66, 838 (1987), Abstr No. 29
130. *Merrett, M.C.W., Elderton, R.J.*: In vitro study of variation in clinical judgements of restorations. J Dent Res 61, 544 (1982), Abstr. No. 74
131. *Dungston, K.R., Milgrom, P., Law, D., Domoto, P.K.*: Practitioner-based evaluation criteria for dental education. ASDC J Dent Child 45, 31–36 (1978)
132. *Qvist, V., Thylstrup, A., Mjör, I.A.*: Restorative treatment pattern and longevity of amalgam restorations in Denmark. Acta Odontol Scand 44: 343–349 (1986)
133. *Ryge, G., Snyder, M.*: Evaluating the clinical quality of restorations. J Am Dent Assoc 87: 369–377 (1973)
134. *Elderton, R.J.*: A method for relating subjective judgements of the quality of amalgam restorations to objective measurements of their morphology. In: Allred, H.: Assessment of the quality of dental care. London Hospital Medical College, London (1977)
135. *Kamann, W. K., Gängler, P.*: Füllungsreparatur und Reparaturfüllung. Schweiz Monatsschr Zahnmed 110, 1055–1065 (2000)
136. *Jørgensen, K.J., Saito, T.*: Bond strength of repaired amalgam. Acta Odontol Scand 26, 605–615 (1968)
137. *Berge, M.*: Flexural strength of joined and intact amalgam. Acta Odontol Scand 40, 313–317 (1982)
138. *Hibler, J.A., Foor, J.L., Miranda, F.J., Duncanson, M.G.*: Bond strength comparisons of repaired dental amalgams. Quintessence Int 19, 411–415 (1988)
139. *Terkla, L.G., Mahler, D.B., Mitchem, J.C.*: Bond strength of repaired amalgam. J Prosth Dent 11, 942–945 (1961)
140. *Cowan, R.D.*: Amalgam repair – a clinical technique. J Prosth Dent 49, 49–51 (1983)
141. *Cowan, R.E.*: Amalgam repair – a clinical technique. J Prosth Dent 49, 49–51 (1983)
142. *Ettinger, R.L.*: Restoring the aging dentition: repair or replacement. Int Dent J 40, 275–282 (1990)
143. *Mjör, I.A.*: Repair versus replacement of failed restorations. Int Dent J 43, 466–472 (1993)

144. *Kamann, W., Gangler, P., Schmitz, I., Müller, K.-M.*: Die „Astlochfraktur" der Amalgamfüllung – Mikromorphologie und Folgeversorgung. Dtsch Zahnärztl Z 53, 131–134 (1998)
145. *Brune, D., Hensten-Pettersen, A., Beltesbrekke, H.*: Exposure to mercury and silver during removal of amalgam restorations. Scand J Dent Res 88, 460–463 (1980)
146. *Richards, J.M., Warren, P.J.*: Mercury vapour released during the removal of old amalgam restorations. Br Dent J 159, 231–232 (1985)
147. *Hörsted-Bindslev, P., Magos, L., Holmstrup, P., Arenhold-Bindslev, D.*: Amalgam – eine Gefahr für die Gesundheit? Deutscher Ärzte-Verlag, Köln 1993
148. *Stock, A.*: Die chronische Quecksilber- und Amalgamvergiftung. Arch Gewebepathol Gewerbehyg 7, 388–413 (1926)
149. *Langan, D.C., Fan, P.L., Hoos, A.A.*: The use of mercury in dentistry: a critical review of the recent literature. JADA 115: 867–880 (1987)
150. *Baasch, E.*: Theoretische Überlegungen zur Ätiologie der Sclerosis multiplex. Die Multiple Sklerose eine Quecksilberallergie. Schweiz Ztg Neurol Neurochir Psychiatr 98, 1–19 (1966)
151. *Thompson, C.C.*: Dentistry and the multiple sclerosis patient. J Oral Med 38, 34–42 (1986)
152. *Daunderer, M.*: Quecksilbervergiftungen durch Amalgam – Leitsymptom: Kopfschmerzen. Forum Prakt Allg Arzt 28, 89–91 (1989)
153. *Lussi, A.*: Toxikologie der Amalgame. Schweiz Monatsschr Zahnmed 97, 1271–1278 (1987)
154. *Frykholm, K.O., Frithiof, L., Fernström, A.I.B., Moberger, G., Blohm, S.G., Björn, E.*: Allergy to copper derived from dental alloys as a possible cause of oral lesions of lichen planus. Acta Derm Venerol 49, 268–281 (1969)
155. *Metzler, H., Metzler, C.*: Amalgam – eine Glaubensfrage? Schweiz Monatsschr Zahnmed 108, 753–762 (1998)
156. *Tsubaki, T., Irukayama, K.*: Minamata Disease, Methylmercury poisoning in Minamata and Niigata, Japan. Elsevier, Oxford 1977
157. *Bakir, F., Damluji, S.F., Amin-Zaki, A., Murthadha, M., Khalidi, A., Al-Rawi, N.Y., Tikriti, S., Dhahir, H.I.*: Methyl-mercury poisoning in Iraq. Science 181, 230–241 (1973)
158. *Bauer, J., First, H.A.*: The toxicity of mercury in dental amalgam. Calif Dent Assoc J 40, 47–61 (1985)
159. *Heintze, U., Edwardsson, S., Derand, T., Birkhed, D.*: Methylation of mercury from dental amalgam and mercuric cloride by oral streptococci in vitro. Scand J Dent Res 91, 150–152 (1983)
160. *Wirz, J., Ivanovic, D., Schmidli, F.*: Quecksilberbelastung durch Amalgamfüllungen. Schweiz Monatsschr Zahnmed 100, 1292–1298 (1990)
161. *Mayer, R., Diehl, W.*: Abgabe von Quecksilber aus Amalgamfüllungen in den Speichel. Dtsch Zahnärztl Z 31, 855–859 (1976)
162. *Schiele, R., Schaller, K.H., Weltle, D.*: Mobilisation von Quecksilber-Speicherungen im Organismus mittels DMPS (Dimaval). Arbeitsmed Sozialmed Präventivmed 24, 249–251 (1989)
163. *Halbach, S.*: Amalgamfüllungen aus toxikologischer Sicht. Zahnärztl Mitt 79, 2335–2336 (1987)
164. *Clarkson, T.W. et al.*: Biological monitoring of toxic metalls. Plenum Press, New York 1988
165. *Lussi, A.*: Toxikologie der Amalgame. Schweiz Monatsschr Zahnmed 97, 1271–1279 (1987)
166. *Veron, C., Hildebrand, H.F., Martin, P.*: Amalgames dentaires et allergie. J Biol Buccale 14, 83–100 (1986)
167. *Visser, H.*: Quecksilberexposition durch Amalgamfüllungen. Hüthig, Heidelberg 1993

168. *Voll, R.*: Electroacupuncture according to Voll. Am J Acupunct 14, 5–64 (1978)
169. *Omura, Y.*: Applied kinesiology using the acupuncture meridian concept: critical evaluation of its potential as the simplest non-invasive means of diagnosis, and compatibility test of food and drugs – part 1. Acupunt Electrother Res 4, 165–183 (1979)
170. *Müller-Fahlbusch, H., Wöhning, Th.*: Psychosomatische Untersuchungen der mit Amalgamfüllungen in Verbindung gebrachten Beschwerden. Dtsch Zahnärztl Z 38, 665–672 (1983)
171. *Stock, A.*: Die Gefährlichkeit des Quecksilberdampfes. Zeitschrift für angewandte Chemie 39, 461–488 (1926)
172. *Buchner, A., Hansen, L.S.*: Amalgam pigmentation (amalgam tattoo) of the oral mucosa. A clinicopathologic study of 268 cases. Oral Surg 49, 139–147 (1980)
173. *Eley, B.M.*: The fate of amalgam implanted in soft tissues – an experimental study. J Dent Res 58, 1146–1152 (1979)
174. *Eley, B.M., Garrett, J.R.*: Tissue reactions to the seperate implantation of individual constituent phases of dental amalgam, including assessment by energy dispersive x-ray micro-analysis. Biomaterials 4, 73–80 (1983)
175. *Hartmann, J.C., Natiella, J.R., Meenaghan, M.A.*: The use of elemental microanalysis in verfication of the composition of presumptive amalgam tattoo. J Oral Maxillofac Surg 44, 628–633 (1986)
176. *Buser, D., Lussi, A., Altermatt, H.J., Berthold, H.*: Amalgamassoziierte lichenoide Läsionen der Mundschleimhaut. Schweiz Monatsschr Zahnmed 102, 441–447 (1992)
177. *Laine, J., Kalimo, K., Forssell, H., Happonen, R.P.*: Resolution of oral lichenoid lesions after replacement of amalgam restorations in patients allergic to mercury compounds. Br J Dermatol 126, 10–15 (1992)
178. *Lind, P.O.*: Oral lichenoid reactions related to composite restorations. Acta Odontol Scand 46, 63–65 (1988)
179. *Mayer, R.*: Zur Toxizität von Quecksilber und/oder Amalgam. Dtsch Zahnärztl Z 35, 450–456 (1980)
180. *Lussi, A.*: Toxikologie der Amalgame. Schweiz Monatsschr Zahnmed 97, 1271–1279 (1987)
181. *Wirz, J. Valent, I.*: Quecksilberdämpfe in der Zahnarztpraxis. Schweiz Monatsschr Zahnmed 95, 261–280 (1985)
182. *Schiele, R.*: Zur Frage der Toxikologie von Quecksilber aus Amalgamfüllungen. In: IDZ (Hrsg.): Amalgam – Pro und Kontra. Deutscher Ärzte-Verlag, Köln 1988
183. *Langan, D.A., Fan, P.L., Hoos, A.A.*: The use of mercury in dentistry: a critical review of the recent literature. J Am Dent Assoc 115, 867–889 (1987)
184. *Knolle, G. et al.*: Amalgam – Pro und Contra. Institut der Deutschen Zahnärzte, 3. Auflage Köln 1992
185. *Kaiser, G., Tölg, G.*: Mercury. In: Hutzinger, O.: The handbook of environmental chemistry. Vol 3, Part A, Springer, Berlin 1980
186. *Metzler, H., Metzler, C.*: Amalgam – eine Glaubensfrage? Schweiz Monatsschr Zahnmed 108, 753–762 (1998)
187. *Visser, H.*: Quecksilberexposition durch Amalgamfüllungen. Hüthig, Heidelberg 1993
188. *Bauer, J.G., First, H.A.*: The toxicity of mercury in dental amalgam. Calif Dent Assoc J 10, 47–61 (1982)
189. *Schiele, R., Hilbert, M., Schaller, K.H., Weltle, D., Valentin, H., Kröncke, A.*: Quecksilbergehalt der Pulpa von ungefüllten und amalgamgefüllten Zähnen. Dtsch Zahnärztl Z 42, 885–889 (1987)

190. *Mjör, I.A., Eriksen, H.M., Haugen, E., Skogedal, O.*: Biological assessment of copper-containing amalgams. Int Dent J 27, 333–340 (1977)
191. *Eid, M.*: Relationship between overhanging amalgam restorations and periodontal disease. Quintessence Int 18, 775–781 (1987)
192. *Highfield, J.E., Powell, R.N.*: Effects of removal of posterior overhanging metallic margins of restorations upon the periodontal tissues. J Clin Periodont 5, 169–181 (1978)
193. *Rodriguez-Ferrer, H.J., Strahan, J.D., Newman, H.N.*: Effect on gingival health of removing overhanging margins of interproximal subgingival amalgam restorations. J Clin Periodontol 7, 457–462 (1980)
194. *Bumgartner, J.D., Lucas, L.C., Tilden, A.B.*: Toxicity of copper-based dental alloys in cell culture. J Biomed Mat Res 23, 1103–1114 (1989)
195. *Wirz, J.*: Amalgam – ein Reizwort für Zahnarzt und Patient. Quintessenz 41, 709–716 (1990)
196. *Von Keudell, T., Fasel, C.*: Die Amalgam-Lüge. Das Beste, Reader's Digest, September 1997
197. *Barbakow, F., Ackermann, M., Krejci, I., Lutz, F.*: Amalgam als Maß in der Füllungstherapie. Schweiz Monatsschr Zahnmedizin 104, 1341–1350 (1994)

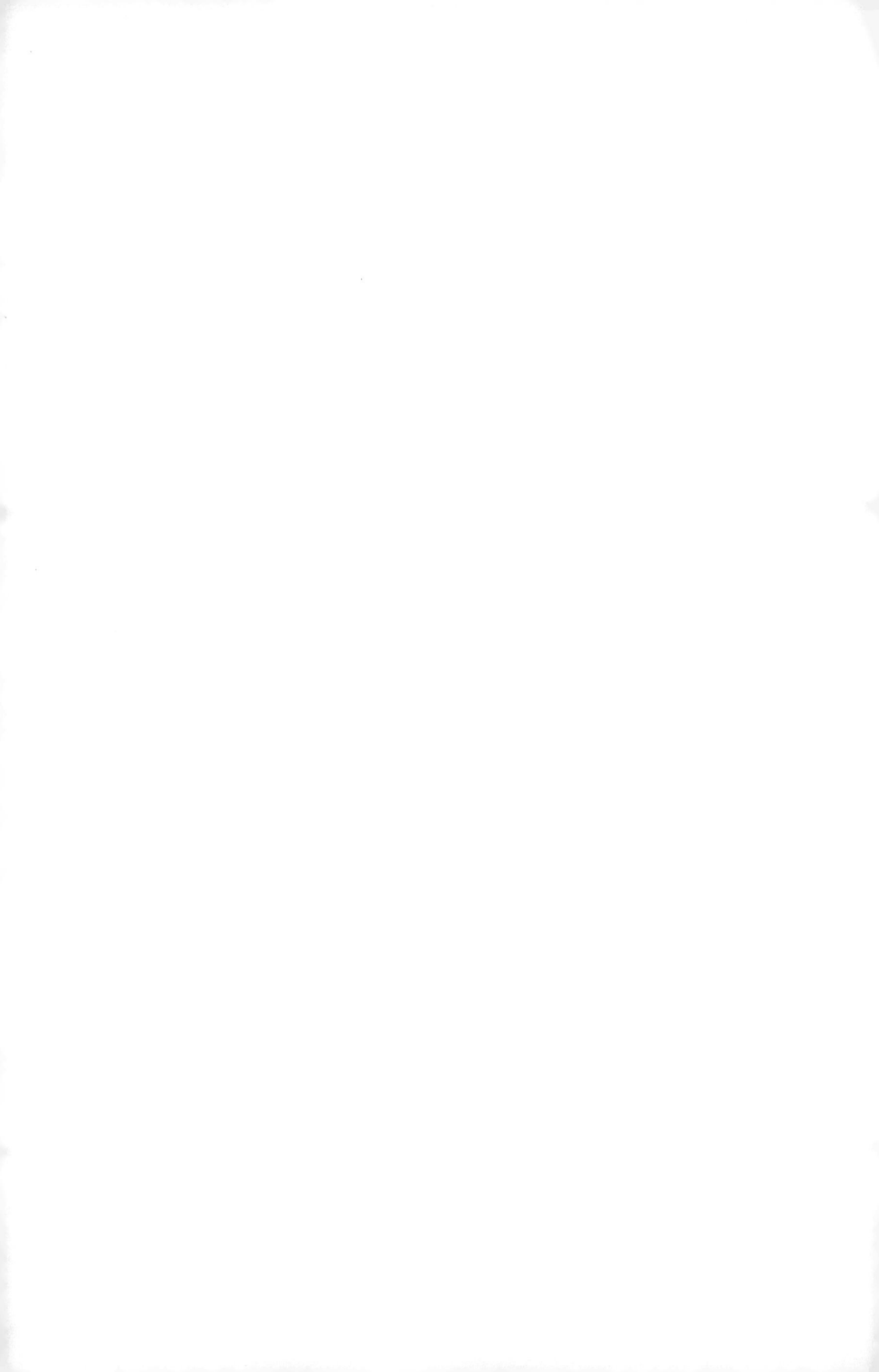

Sachverzeichnis

γ₂-Phase 8, 9, 57
η-Phase 56

A
Abbindezeit 36
Ackerboom 39
Advokaat 39
Alldent Non-Gamma-2 16
Alloy-Morphologie 13
Amalcap Plus 16
Amalgam bei Kindern 54
Amalgam bei Schwangeren 54
Amalgamabscheider 88
Amalgamallergie 83
Amalgamation 6
Amalgamator 25
Amalgambrunnen 26
Amalgame gemischter Vorlegierungspulver 15
Amalgamersatzwerkstoffe 90
Amalgamkrieg 2, 80
Amalgampistolen 26
Amalgamtätowierung 84
Amalgamvergiftung 83
Ana 2000 11, 14
Anorganische Quecksilberverbindungen 81
Antimon 11
Applikation 26
Approximaler Öffnungswinkel 67
Artalloy 12
Asgar 4
Astlochfraktur 63, 77
Aufbauten 51
Automatrix 48

B
Baasch 80
Barbakow 39
BAT-Wert (biologischer Arbeitsstofftoleranzwert) 86
Behandlung von Behinderten 59
Behandlung von Kindern 59
Bell 2
Benson 48
Bergendal 35
BGA 52, 54
BIAM 50, 52
Biokompatibilität 89

Black 2, 40
Blend-a-dispers 16
Blut-Hirn-Schranke 81
Brünieren 37
Bulk fracture 65
Bundesgesundheitsamt 4
Bundesinstitut für Arzneimittel und Medizinprodukte 4

C
Composites 90
Contour 16
Conventional technique 26
Crawcour 2
Creep 57

D
Daunderer 80
Degussa-Vergleich 91
Delayed expansion 7
Demaree 15
Dentina 70 Non-Gamma-2 16
Dentomat 14
Dispersalloy 10, 16
Ditching 8
Dornkreilius 2
Dreyer-Jørgensen 4
Druck- und Zugfestigkeit 59
Duomat 14

E
Eames-technique 26
Einmalkapseln 25
Elektroakupunktur-Verfahren 82
Entfernung von Amalgamfüllungen 60, 73, 79
Entsorgung 88
Epoque 2000 14
Erweiterte Fissurenversiegelung 42, 49
Exkavieren 40
Extension 40

F
Feilung 6
Flagg 2
Folgeschaden 70
Fraktur 63, 65, 77
Friktionshaftung 43

„Full bevel"-Präparation 41
Funktionszeit 70

G
Gallium 90
Galliumlegierungen 90
Galvanisches Element 52
Gingivale Verriegelung 41
Glasionomerzemente 90
Goldhämmerfüllung 42
Gusslegierungen 90

H
Handinstrumente 42
High-copper-dispersant-Amalgame („HCD-Amalgame") 3, 10, 35, 38, 57, 58
High-copper-single-composition-Amalgame („HCSC-Amalgame") 4, 35, 38, 57, 58
High-copper-single-composition-Legierungen 11
Hochsilberhaltige Amalgame 12

I
Ihdentalloy 16
Ihdentalloy Exclusiv 14
Indikation und Kontraindikation 49
Indikationsstellung 49, 62
Indium-Alloy 16
Innes 3
Isthmusfraktur 65, 73

K
Kapselsysteme 25
Kavitäten der Klasse I 40
Kavitäten der Klasse II 41
Kavitäten der Klassen I und II 49
Kavitätenachse 40
Kavitätengestaltung 62
Kavitätenpräparation 40
Kavitätentiefe 41
Kavo-Intra-Amalgamkondensatorkopf 66 GD 35
Keile 48
Keralloy 15
Kondensation 35, 65

Sachverzeichnis

Konsenspapier 4, 54, 91
Kontaktallergien 82
Konventionelle Amalgame 8
Korrosion 56, 57
Kugelstopfer 17
Kupfer 7, 80
Kupferamalgam 2, 6

L
Luxalloy 11

M
Mack 45
Mahler 4
MAK (Maximale Arbeitsplatzkonzentration) 79, 86
Margin trimmers 42
Maschinelle Kondensatoren 35
Matrizen 48
Matrizenspanner 48
Meba 48
Medizinproduktegesetze 5
Merkuroskopische Expansion 8
Microleakage 55
Mikromerkurialismus 80
Milchzahn 71, 75
Minamata 81
Mindestschichtdicke 40
Mjör 73
Mobilisationstests 82
Mundstrom-Messung 82

N
Nachsorge 61
Non-γ_2-Amalgam 3, 9
Normalloy 16
Normierung 6
Nuten 43

O
Okklusale Adjustierung 61, 62
Okklusionskontrolle 37, 60
Oral galvanism 52
Oraler Lichen planus 84
Oralloy 16
Organische Quecksilberverbindungen 81

P
Palladium 11
Parapulpäre Stifte 43, 45
Partieller Füllungsverlust 67

Passivierungsschicht 56, 57
Patchtest 82
Patchwork dentistry 77
Permite C 16
Phosphatzement 46
Planstopfer 17
Plasmans 39
Plazenta-Schranke 81
Politur 38
Präamalgamation 7

Q
Quecksilber 81, 86, 88, 90
Quecksilberaustauschwerkstoffe 90
Quecksilber-Exposition 82

R
Randschlussverhalten 55
Randspaltbildung 57
Reibungshaftung 43
Reparatur 77
Repolituren 61
Rerestaurationen 76
Retention 43
Retentionsmechanismen 43
Retrograde Wurzelkanalfüllung 52
Rillen 43
Ryge 75

S
Schnitzen 37
Schraubstifte 44
Schwalbenschwanzpräparation 41
Sekundäre Presspassung 43
Sekundärkaries 73 ff
Selbstschneidende Stiftsysteme 43
Selbstversiegelung 55
Si-Am-Kap 16
Silber 70 Solo 16
Solid state transformation 13
Spätexpansion 26
„Spezifikation" 3, 6
Sphärisches Vorlegierungspulver 15
Sphäroidales Vorlegierungspulver 16
Spheroiding-Effekt 35
Splitterförmige Vorlegierungspartikel 14
Stock 80, 83

Stocker 2
Stopfdrücke 35
Stopfen 35
Stopfer 17
Sybralloy 15

T
Taveau 2
Taylor 15
Tofflemire 48
Tomes 2
Totaler Füllungsverlust 67
Toxizität 80
Triplex 48
Trituration 25
Trockenlegung 26
Tytin 15
Tytin/Sybralloy 11

U
Unterfüllung 46
USPHS 75

V
Valiant Ph.D.XT 16
Valiant Regular 15
Van't Hof 39
Verarbeitungseigenschaften 16
Verarbeitungszeit 7, 36
Verletzung des Nachbarzahnes 41
Visser 4
Vivacap 16
Vorkontakt 63
Vorlegierungspulver 6 f, 14

W
Wet technique 26
Widerstand gegen Druckbelastung 59
Widerstand gegen Zugbeanspruchung 59
Wirz 4
Witzel 2, 45

Y
Youdelis 3

Z
Zeitaufwand 39
Zementierte Stifte 43
Zervikale Überhänge 73
Zinn 7